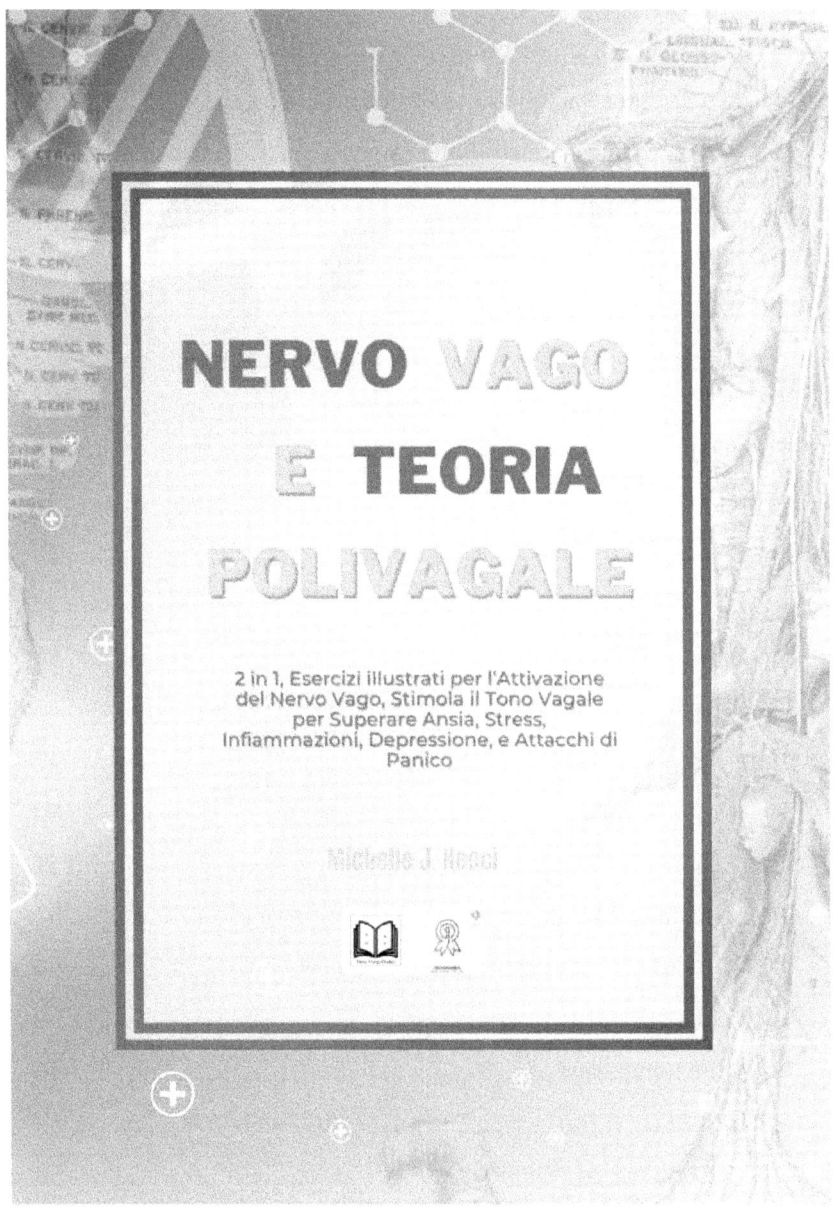

NERVO VAGO
E TEORIA
POLIVAGALE

2 in 1, Esercizi illustrati per l'Attivazione
del Nervo Vago, Stimola il Tono Vagale
per Superare Ansia, Stress,
Infiammazioni, Depressione, e Attacchi di
Panico

Michelle J. Ricci

SOMMARIO

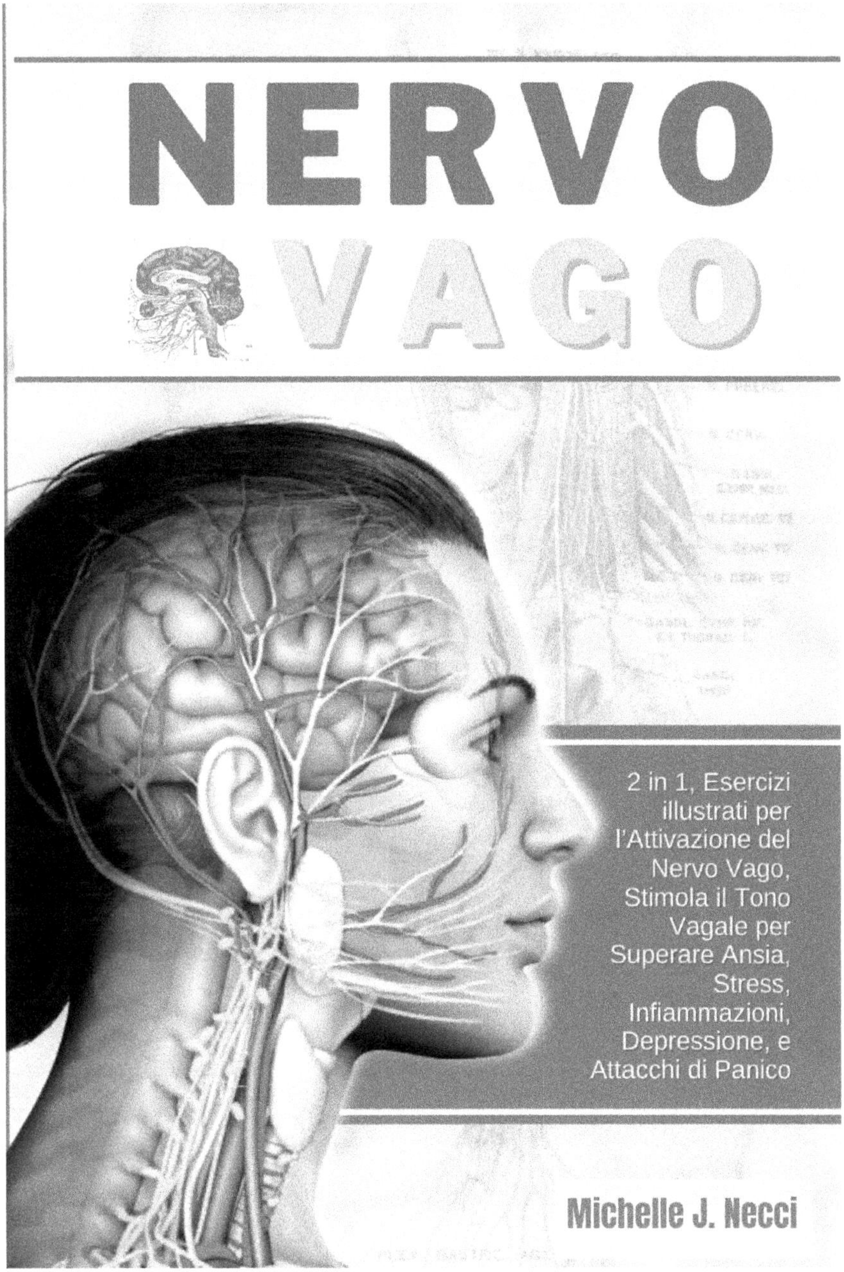

NERVO

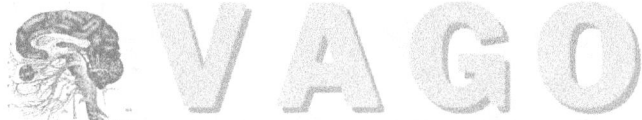

VAGO

2 in 1, Esercizi illustrati per l'Attivazione del Nervo Vago, Stimola il Tono Vagale per Superare Ansia, Stress, Infiammazioni, Depressione, e Attacchi di Panico

Michelle J. Necci

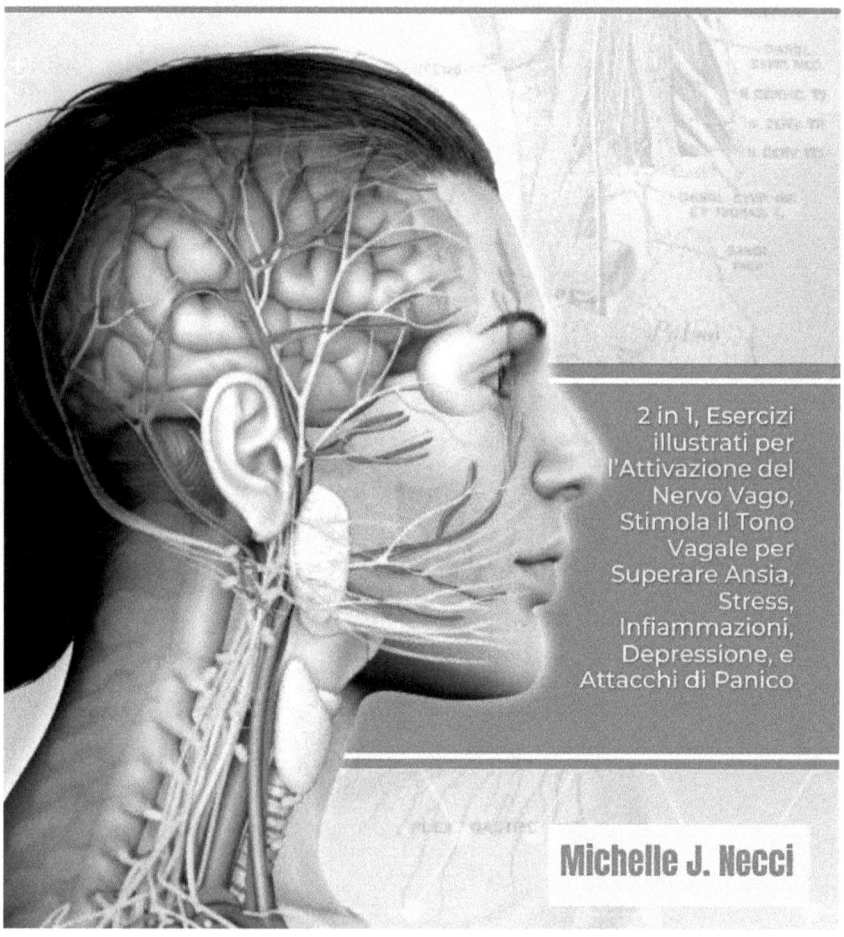

TEORIA
POLIVAGALE

2 in 1, Esercizi illustrati per l'Attivazione del Nervo Vago, Stimola il Tono Vagale per Superare Ansia, Stress, Infiammazioni, Depressione, e Attacchi di Panico

Michelle J. Necci

UN'INCREDIBILE RISULTATO

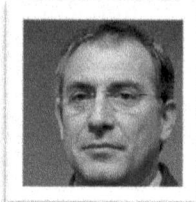 Sono Giovanni Lombardo, ho 46 anni, faccio l'avvocato nel Regno Unito, e sono felice di portare la mia breve testimonianza. Posso dire che grazie a Michelle mi sono sbarazzato delle vertigini, acufeni e altri sintomi che mi portavo da anni. Ho speso parecchi soldi per visite, trattamenti ed esami che risultavano sempre perfetti, ma il mio disagio continuava e molti giorni ero costretto a letto. Abusavo anche di farmaci per le continue emicranie. Queste condizioni dolorose stranamente erano collegate a stati di depressione e ansia che comparivano in concomitanza, ho fatto cure con antidepressivi, ma sono serviti a poco. Finalmente Michelle mi ha fatto capire perché queste cose succedevano e mi ha aiutato a risolvere i problemi definitivamente.

Dopo i trattamenti con Michelle ho ritrovato la gioia di vivere, ho capito tante cose sul sistema nervoso, la mia postura migliora di giorno in giorno, in particolare il bacino e la cervicale.

Dopo il trattamento, ho sofferto per qualche giorno di iperacidità e gastrite, ora a tre mesi dal trattamento non ho avuto più alcuna difficoltà.

Michelle J. Necci

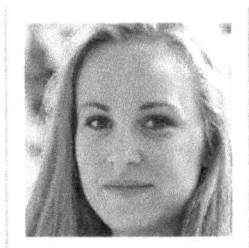 Nata nel 1980 da Genitori italiani, si trasferisce insieme alla famiglia quasi subito a Houston, America e successivamente in età adolescenziale a Londra. Michelle ha dovuto fare i conti una malattia renale alla sua giovane età. Munita di grande determinazione e costanza ha deciso di cambiare il suo stile di vita e sfidare la malattia per evitare la dialisi. La sua passione per l'apprendimento l'ha spinta ad approfondire e ad essere un'esploratrice sulle tecniche osteopatiche, craniosacrali e sulla teoria Polivagale. **Oggi Michelle gode di buona salute**, è dinamica, altruista ed è diventata membro dell'Associazione di prevenzione sanitaria nel Regno Unito. Ha scritto più di cento articoli e recensioni riguardanti la teoria polivagale, la disfunzione renale e la sindrome metabolica. È inoltre stata promotrice di svariati progetti di educazione posturale e alimentare in Regno Unito.

Michelle è inoltre stata coautrice ed ha rivisto diversi trattati letterari riguardanti la teoria polivagale, trattamenti cranio sacrale e per le malattie renali. Oggi collabora con diverse organizzazioni che combattono le malattie metaboliche e renali. Il suo obiettivo principale è quello di mettere la sua conoscenza ed esperienza al servizio di coloro che soffrono di malattie renali e di problemi di funzionalità metabolica, abbinando le sue tecniche osteopatiche. Il suo motto è:

"La nutrizione è la prima medicina". Grazie alle sue conoscenze ha aiutato molte persone affette da malattie renali e con problemi vagali, a vivere in modo sano con evidenti miglioramenti nella qualità della vita.

Si registrano molte testimonianze spontanee di persone che hanno riacquistato uno stato di salute e di benessere non pensabili fino a pochi mesi prima.

Ora Michelle vive a Londra con il suo amato cane Bobby e suo marito Martin.

Ringraziamenti

Vorrei ringraziare mio marito **Martin** per il prezioso aiuto che mi ha fornito nel corso degli anni. Grazie a lui ho avuto l'ispirazione e il sostegno necessario per iniziare questo meraviglioso progetto. Posso dire di essere grata per l'affetto e il supporto che quotidianamente ricevo dai miei lettori.

Leggere le toccanti storie di persone impegnate a migliorare quotidianamente la loro vita, spesso mi commuove e mi dà un'immensa motivazione a proseguire.

Vorrei anche ringraziare **Mary Mc Bride,** per il suo aiuto nell'impaginazione e nella cura grafica del libro.

Grazie ancora a tutti i miei lettori e a coloro che stanno lottando contro la malattia renali, ansia e depressione, ai quali voglio dire, non siete soli, **continuate a lottare anche se alcune volte vedete solo buio, alla fine la luce arriverà.**

Il Concetto Sistema Nervoso Autonomo Umano

Il nervo vago, noto anche come decimo nervo cranico, ha origine nel cervello o nel tronco cerebrale ed è responsabile di molte condizioni.

Tra le attività del sistema nervoso parasimpatico di cui è responsabile il nervo vago figurano l'umore, la digestione, la risposta immunologica e la regolazione della frequenza cardiaca. Il nervo, ad esempio, forma un collegamento tra gli organi interni del cervello e il sistema gastrointestinale, inviando informazioni sulla loro salute attraverso fibre afferenti. **Il nervo vago è un componente importante per la gestione e la guarigione da problemi gastrointestinali e mentali**, come vedremo in seguito. La malattia infiammatoria intestinale, il disturbo da stress post-traumatico e la **depressione resistente al trattamento farmacologico, possono beneficiare moltissimo della stimolazione del nervo vago.**

I sistemi cerebrali monoaminergici sono reti di neuroni che svolgono importanti processi cognitivi. Si trovano nel tronco cerebrale, e svolgono ruoli importanti nelle principali malattie psichiatriche, tra cui stress e ansia e anomalie dello stato mentale, sono influenzati positivamente quando vengono stimolate le fibre sensoriali vagali nello stomaco. **Ci sono anche prove che l'attività positiva del nervo vago sulla flora intestinale influisce sull'ansia e sull'umore.** Poiché la capacità di controllare le risposte allo stress è legata al tono vagale, che, come vedremo in seguito, può essere modificato dalla respirazione, si prevede che l'aumento del tono vagale attraverso la meditazione e lo yoga possa aiutare la resilienza e alleviare i sintomi della depressione e dell'ansia.

L'asse cervello-intestino necessita di un complesso sistema di connessioni, tra cui il nervo vago, ma servono anche le connessioni simpatiche, immunitarie, endocrine e umorali. **Anche il microbiota intestinale con la presenza di batteri buoni è essenziale per regolare l'omeostasi gastrointestinale e collegare le aree cognitive ed emotive del cervello** con le funzioni del sistema digestivo. Gli approcci di stimolazione del nervo vago sono utili per modulare l'asse cervello-intestino. Ansia, depressione e altre malattie caratterizzate da infiammazione elevata rispondono bene a queste terapie.

Il Sistema Nervoso Autonomo è responsabile dei nostri stati d'animo. Appena percepiamo un pericolo, la risposta allo stress del nostro corpo entra in gioco, permettendoci di combattere o fuggire dalla situazione. Le pupille si allargano ed il cervello passa alla modalità di allerta. La respirazione diventa più veloce, anche la pressione sanguigna si alza, mentre la frequenza cardiaca e il flusso sanguigno aumentano.

La nostra risposta di rilassamento entra in gioco e ci aiuta a ridurre lo stress non appena il pericolo non c'è più. Nella vecchia concezione del sistema nervoso autonomo, "mangiare e riprodursi" o "riposare e digerire" erano le due fasi del rilassamento. **Il decimo nervo cranico, comunemente noto come vago o decima arteria cranica, è responsabile di vari disturbi.**

Anche dopo che la minaccia è passata, se la nostra professione o il nostro stile di vita è sempre stressante, **potremmo rimanere in una condizione permanente di ansia.** In questo manuale ti aiuteremo a superare questa ed altre condizioni.

Le Preziose funzioni delle ossa craniche mobili

La mandibola era conosciuta come il solo osso realmente mobile nel cranio. Per molto tempo, gli scienziati hanno discusso la questione di come si muovesse il cranio. A differenza della medicina convenzionale, **l'osteopatia vede il cranio come una struttura mobile, che effettua micromovimenti.** Nonostante il gran numero di studi sulle caratteristiche anatomiche e fisiologiche del cranio, ce ne sono solo pochi che affrontano la questione della sua mobilità.

Il trattamento craniosacrale, comprende tra le altre cose, un'attenta valutazione e normalizzazione della mobilità cranica attraverso il ripristino di una corretta funzione strutturale, fasciale, neurologica e viscerale del sistema. Utilizzando metodi di imaging, alcuni ricercatori hanno dimostrato **che esiste una motilità del cervello può anche essere utilizzata per definire il percorso intrapreso dal liquido cerebrospinale**, collegando le proprietà del flusso del fluido (ritmo, intensità, ecc.) con la mobilità cranica.

Il lavoro mostra come le suture e le ossa craniche possano svolgere un ruolo importante nella compliance cranica in caso di aumento della pressione intracranica. **Ci sono molte fibre di collagene elastiche all'interno delle suture craniche, che sono abbastanza flessibili.** Per molto tempo, gli scienziati hanno discusso la questione di come si muove il cranio.

Ora sappiamo che le membrane elastiche tra le ossa del cranio consentono una piccola quantità di movimento. **Sutherland osservando il cranio dei suoi pazienti, riuscì per primo a rilevare un movimento lieve ma distinto delle ossa separate del cranio.**

Ha scoperto inoltre che molti dei suoi pazienti che presentavano problemi neurologici, avevano una mobilità ridotta tra le ossa del cranio. **Ha notato inoltre un notevole aumento della mobilità delle ossa dopo aver rilasciato alcuni punti.** Usando questo metodo, è stato in grado di aiutare con successo un grande numero di pazienti che in precedenza non avevano avuto successo con terapie mediche convenzionali come farmaci o interventi chirurgici.

Il metodo cranio sacrale è un trattamento pratico che ha dimostrato di essere particolarmente utile per migliorare la funzione del sistema nervoso, al contrario dei medici che preferiscono prescrivere farmaci per trattare lo stress e altri disturbi medici. La riduzione naturale dello stress, il rilascio della tensione fisica e l'equilibrio del sistema ormonale (endocrino) sono tutti possibili benefici del rilassamento guidato. Esistono sostanzialmente tre aree in cui Sutherland ha creato tecniche terapeutiche: per ridurre la tensione della membrana, rimuovere i vincoli tra le varie ossa craniche e migliorare il flusso del liquido cerebrospinale.

Figura 1 Ossa Craniche

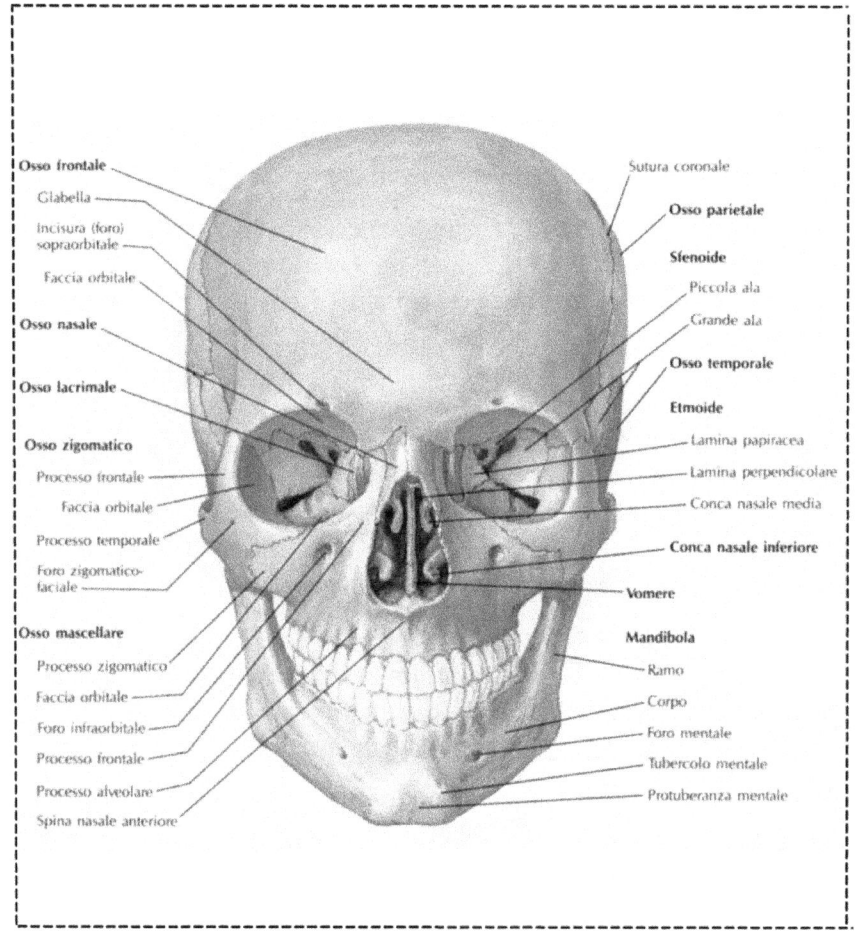

Le ossa craniche mobili

Esistono delle membrane elastiche tra le ossa del cranio
che consentono una piccola quantità di movimento.

Incapsulamento cervello-corpo

Interposta tra il sangue e il parenchima neurale, questa struttura funzionale controlla il flusso di alcune sostanze dentro e fuori dal cervello attraverso il sangue, salvaguardando così il sistema nervoso. L'endotelio capillare sanguigno del cervello, la tunica elastica e avventiziale e le cellule gliali costituiscono questa struttura (astrociti).

Anatomicamente, **la barriera emato-encefalica protegge il tessuto cerebrale dai materiali tossici presenti nel sangue**, consente però il passaggio di sostanze metaboliche vitali. La barriera è costituita da cellule endoteliali che producono un endotelio, che è un tessuto costituito da cellule appiattite. La compattezza della barriera impedisce il passaggio di sostanze dannose provenienti dal flusso sanguigno creando una capacità filtrante molto più selettiva di quella effettuata dalle cellule endoteliali dei capillari in altre parti del corpo. I peduncoli astrocitici (noti anche come "limitatori gliali") circondano le cellule endoteliali e contribuiscono alla creazione di un'unità anatomico-funzionale soprannominata barriera emato-encefalica.

Non arriva quindi un flusso sanguigno diretto al cervello e ai neuroni del midollo spinale. **È compito del liquido cerebrospinale, che scorre attraverso il cervello e il midollo spinale**, fornire alle cellule i nutrienti vitali e rimuovere i prodotti di scarto del metabolismo cellulare.

Sebbene sia presente in piccole quantità nel sangue in tutto il corpo, il liquido cerebrospinale è più fine del resto. A differenza del sangue, non ci sono globuli rossi o bianchi in questa soluzione.

Il liquido cerebrospinale viene filtrato dal sangue e circola intorno al cervello e al midollo spinale nel cranio. Il liquido cerebrospinale circolante poi ritorna alle vene giugulari, dove si unisce al sangue che rientra al cuore. Il cuore pompa il sangue in tutto il corpo, mentre i polmoni e i reni aiutano a reidratarlo.

Il flusso sanguigno del tronco cerebrale è fondamentale per i cinque nervi cranici, incluso il ramo ventrale del nervo vago, i nervi cranici, sono importanti per l'interazione sociale.

Rimuovere eventuali ostacoli a questo apporto di sangue e nutrienti, farà anche aumentare il benessere e l'attività sociale. L'osteopatia cranio sacrale è una delle migliori tecniche per rimuovere eventuali blocchi.

Per diversi anni, gli osteopati erano gli unici che potevano insegnare l'educazione cranio sacrale. C'era tuttavia, una crescente domanda di apprendere queste manovre tra i vari terapeuti che praticano la medicina complementare e alternativa.

John Upledger, un osteopata americano, ha iniziato a insegnare le procedure cranio sacrali a persone che non erano osteopati. Gran parte dello sforzo di Upledger è stato dedicato a svelare le tensioni della membrana.

Il trattamento cranio sacrale biomeccanico mi è stato introdotto alcuni anni dopo e si concentra sul miglioramento della circolazione del liquido cerebrospinale.

PRATICA CRANIOSACRALE BIOMECCANICA

Tutte le funzioni del corpo hanno origine nel cervello; quindi, è facile vedere come la terapia cranio sacrale possa influenzare l'intero corpo di una persona. Alcune manovre cranio sacrali, d'altra parte, possono aiutare nel parto e ridurre i gonfiori del corpo.

Il Ritmo Craniosacrale viene ascoltato da un punto di vista strutturale nell'approccio biomeccanico, per individuare irregolarità nel sistema e successivamente correggerle.

Il trattamento craniosacrale biomeccanico, mi ha particolarmente appassionata. Ci sono delle procedure che possono essere utilizzate per alleviare le tensioni nelle articolazioni craniche che il metodo BCT mi ha aiutato a identificare. In molti casi, i nervi cranici possono essere ripristinati alla piena funzione in poche sedute.

Personalmente ho fornito sessioni di Rolfing a molti soggetti, questo aiuta la miofascia (mio- significa "muscolo"; fascia si riferisce al tessuto connettivo) a funzionare in modo ottimale. L'intestino e il sistema respiratorio beneficiano molto delle sessioni di massaggio viscerale. Ad esempio, quando ho usato queste tecniche, durante la terapia pratica, ho osservato cambiamenti importanti nel sistema neurologico dei clienti.

La mia visione del sistema nervoso autonomo è stata rivoluzionata dalla teoria polivagale. **Questa teoria afferma che i cinque nervi cranici (CNN) devono funzionare correttamente e liberamente.** Questi cinque nervi sono CN V, VII, IX, X e XI, e partono tutti nel tronco cerebrale e trasmettono tutti segnali da e verso il midollo spinale.

LA NEUROBIOLOGIA DELLE CONDIZIONI UMANE

Una porzione del midollo spinale si dirama tra le vertebre e successivamente viaggia verso altre parti del corpo. I messaggi motori, sensoriali, viaggiano partendo dal nervo spinale tra il midollo spinale e raggiungono le altre parti del corpo.

Un certo numero di fibre nervose spinali, **formano la catena detta simpatica, che va dalle vertebre T1 a L2 lungo la colonna vertebrale. Una vertebra toracica (T1) e una vertebra lombare (L2)** Durante una situazione di stress o pericolo, si innesca una reazione "lotta o fuga", quindi gli organi viscerali e i muscoli vengono attivati dalla catena "lotta o fuga".

Tutti i nervi cranici iniziano alla base del cervello, ad eccezione di due. Il tronco cerebrale alloggia i nervi cranici olfattivi e visivi. *"vedere l'Immagine sotto"*. Dopo di ciò, si diramano in numerose parti del corpo, incluso il cranio. I nervi cranici **possono essere divisi in due macrocategorie: quelli che controllano il movimento muscolare e quelli che controllano gli organi della digestione.** Per consentire alla nostra capacità di percepire il profumo, alcuni nervi cranici si collegano alle cellule del nostro naso mentre altri controllano i muscoli oculari.

Per dirla in un altro modo, la teoria polivagale afferma che quando una persona si sente a proprio agio e il suo corpo funziona correttamente, può partecipare a interazioni sociali spontanee. Cinque nervi cranici, il ramo ventrale del nervo vago **(nervo cranico X)** e le vie all'interno del nervo cranico **V, VII, IX e XI**, sono tutti coinvolti nella condizione di impegno sociale.

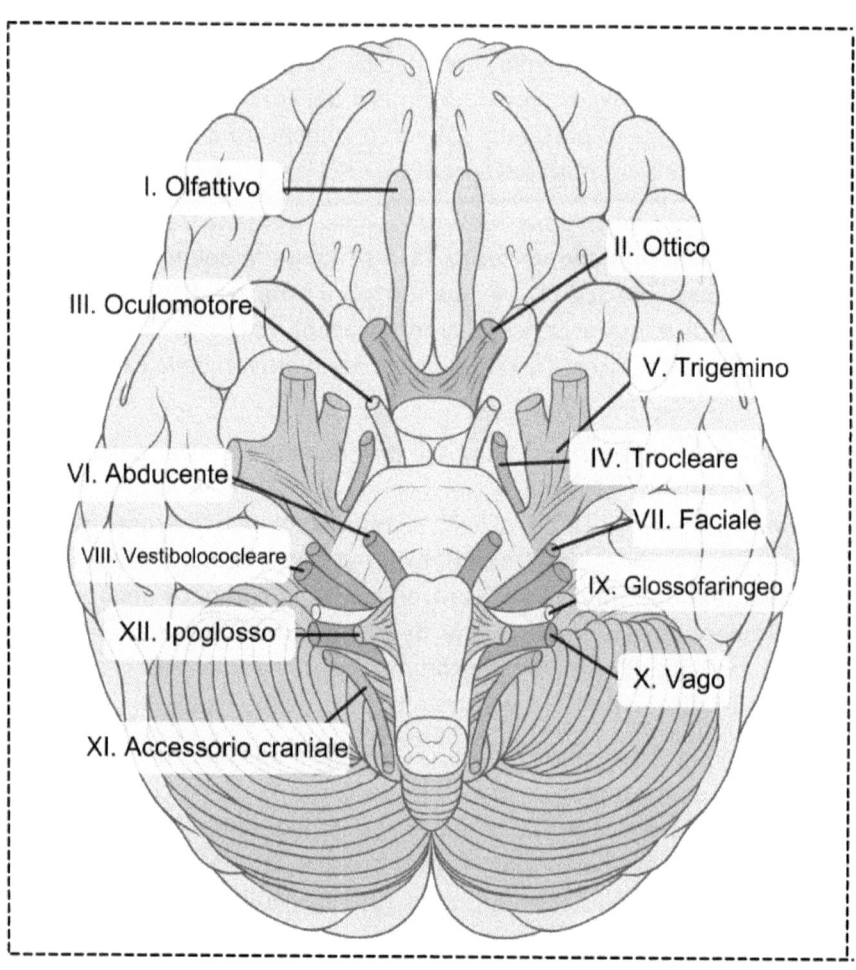

I. Olfattivo

II. Ottico

III. Oculomotore

V. Trigemino

VI. Abducente

IV. Trocleare

VIII. Vestibolococleare

VII. Faciale

XII. Ipoglosso

IX. Glossofaringeo

XI. Accessorio craniale

X. Vago

I Dodici Nervi Cranici

I nervi cranici possono essere divisi in due categorie: quelli che controllano il movimento muscolare e quelli che controllano gli organi della digestione.

Quando tutti e cinque questi nervi funzionano in modo appropriato, nel cervello viene creata una condizione definita di impegno sociale. La comunicazione e i meccanismi auto-calmanti sono appropriati. Possiamo percepire l'amore e l'amicizia quando siamo socialmente coinvolti.

Gli esseri umani traggono molti dei loro valori fondamentali dalle loro interazioni con gli altri. Tuttavia, il modello tradizionale del sistema nervoso autonomo non definisce o spiega questo tipo di attività e interazioni.

Il circuito di coinvolgimento sociale del sistema nervoso autonomo, ci rende più facile essere socialmente impegnati. Quando invece, non ci sono abbastanza contatti sociali, è possibile diventare preoccupati, tristi, asociali o depressi.

Ora che conosciamo meglio come il nostro cervello interagisce, siamo anche in grado di trattare un numero maggiore di clienti con uno spettro ampio di condizioni di salute. Dobbiamo in primo luogo determinare se questi cinque nervi cranici funzionavano correttamente. In seconda battuta bisogna adottare una strategia per migliorare la loro funzione per portare alla guarigione.

Ad esempio, **emicrania, depressione, fibromialgia, BPCO, disturbo da stress post-traumatico (PTSD)**, postura della testa in avanti (FHP) e disturbi del collo e delle spalle sono stati tutti trattati con successo grazie a questi metodi che illustreremo a breve.

Questo volume è una guida completa alla guarigione polivagale, ha dei capitoli teorici e pratici. Alcune delle conseguenze fisiche, psicologiche e sociali delle disfunzioni del nervo cranico saranno discusse dopo aver descritto i componenti neurologici fondamentali.

Le funzioni del sistema nervoso autonomo includono, **quelle del ramo ventrale del nervo vago, quelle del ramo dorsale del nervo vago** e l'attività simpatica dalla catena spinale. Il nome della teoria deriva dal carattere multiplo (poli) del nervo vago.

RILANCIARE LA VITA SOCIALE

I lettori potranno imparare esercizi di auto-aiuto, facili da fare, che gli consentiranno di migliorare la funzione dei cinque nervi.

Gli esercizi restituiscono la flessibilità essenziale al sistema nervoso. Aiuteranno a eliminare le condizioni avverse generali dello stress cronico. I miglioramenti nella funzione del nervo vago ventrale derivanti dagli esercizi aiutano a regolare gli organi viscerali usati nella respirazione, nella digestione, nell'eliminazione di scorie cellulari e nella funzione sessuale.

Ho testato gli esercizi con centinaia di persone. **La mia conclusione è stata che il mio approccio, utilizzando gli esercizi di questo libro migliorerà di molto, la salute delle persone e la loro capacità di impegno sociale.**

Il corpo, il sistema nervoso e le emozioni si adattano continuamente per aiutarci a rispondere alle situazioni. Se siamo minacciati, o in pericolo fisico o emotivo, è giusto che il nostro sistema nervoso autonomo risponda con uno stato di allerta.

Dopo che la paura o il pericolo sono passati, dovremmo tornare alla calma.

Se questo non succede naturalmente, la ripetizione degli esercizi, presto ripristinerà la funzione vagale ventrale facendoci stare bene.

Questi esercizi o strategie potrebbero dover essere ripetuti periodicamente.

Se saremo costanti, il nostro sistema nervoso diventerà sempre più forte. La seconda parte del libro, presenta un approccio di auto-aiuto chiamato Esercizio di base. Il nostro obiettivo è quello di aiutare il sistema nervoso a **passare facilmente, dallo stress** (attivazione simpatica spinale) **o dalla depressione** (attività del circuito vagale dorsale) all'impegno sociale, quando le situazioni miglioreranno e ci sentiremo fisicamente ed emotivamente a nostro agio.

Gli esercizi aiutano anche a correggere alcune delle condizioni posturali e funzionali associate all'invecchiamento.

PARTE 1 LA TEORIA POLIVAGALE:

SUPERARE CON SUCCESSO I PROBLEMI DI SALUTE E CONDIZIONI CRONICHE

Questa idea propone tre distinti "canali" cerebrali per varie risposte fisiologiche:

1. DESCRIZIONE DEL NERVO VAGO VENTRALE; che innerva la maggior parte degli organi sovra-diaframmatici

2. SISTEMA NERVOSO SIMPATICO

3. NERVO SUB-DIAFRAMMATICO; che innerva gli organi sottodiaframmatici

I metodi biochimici farmacologici e chirurgici della medicina tradizionale sono i due pilastri del nostro sistema medico. È innegabile che molte persone, hanno beneficiato di questi potenti strumenti. La chirurgia però può lasciare dietro di sé tessuto cicatriziale, che può ostacolare la mobilità interferendo con il libero movimento tra gli strati vicini di un muscolo o tessuto connettivo.

Molte volte, **è possibile che nessuna terapia convenzionale sia la migliore opzione.** Le nostre aspettative spesso non vengono soddisfatte e le conseguenze collaterali sono spiacevoli.

Se il nervo vago e altri nervi cranici non funzionano correttamente, potrebbe verificarsi un'ampia varietà di ripercussioni, inclusi problemi di circolazione, respirazione, digestione e riproduzione.

Esistono diversi disturbi che potrebbero emergere. Molte persone hanno questi segni e sintomi. Tu o qualcuno che conosci soffri di uno di questi sintomi?

STRESS CRONICI NEL CORPO

1. muscoli tesi o duri
2. Muscoli infiammati o doloranti del collo e delle spalle
3. Emicrania
4. Dolore all'avambraccio
5. Stringere e digrignare i denti
6. Tensioni in faccia o negli occhi.
7. Mani e piedi sono ghiacciati.
8. Sudorazione eccessiva o diminuita
9. Tensione dopo lo sforzo fisico
10. Artrite
11. Nervosismo
12. Vertigini
13. Dolore o fastidio nella parte posteriore della gola

PROBLEMI CON LE PROPRIE EMOZIONI

1. Stato arrabbiato o irritato.
2. Prospettiva negativa, malinconia totale, mancanza di desiderio facilità di pianto
3. Tutti i tipi di disturbi d'ansia
4. un senso di pesantezza
5. Depressione che dura a lungo
6. Paura non motivata
7. Incubi notturni
8. Inquietudine
9. Le notti insonni sono un problema comune
10. Preoccuparsi troppo

11. È difficile concentrarsi

12. Dimenticare le cose a breve termine

13. Frustrazione

14. sognare ad occhi aperti e immaginare eccessivamente

IL CUORE E I POLMONI

1. L'agonia nel mio petto è insopportabile.

2. Asma

3. Iperventilazione

4. una sensazione di essere senza fiato

5. Palpitazioni cardiache

6. La pressione sanguigna è troppo alta

DISFUNZIONE DEI SISTEMI GASTROINTESTINALE ED ENDOCRINO

1. Cattiva digestione

2. Costipazione

3. Irritazione dell'intestino crasso

4. Diarrea

5. Problemi di stomaco

6. Iperacidità, ulcera, bruciore di stomaco

7. Perdita di appetito

8. Mangiare troppo

PROBLEMI CON IL SISTEMA IMMUNITARIO

1. Influenza frequente

2. Infezioni minori

3. Allergie e intolleranze

PROBLEMI NEL PROPRIO COMPORTAMENTO

1. Frequenti incidenti o lesioni

2. Un aumento dell'uso di alcol, tabacco o dipendenze

3. Uso eccessivo di medicinali con o senza prescrizione medica

RELAZIONI CON ALTRE PERSONE

1. Paura estrema o irrazionale

2. Gli accordi sono difficili da trovare.

3. Perdita di interesse per il partner

PROBLEMI DELLA MENTE

1. Eccessiva preoccupazione

2. È difficile concentrarsi.

3. Difficoltà a ricordare

4. Difficoltà a prendere decisioni

ALTRE DIFFICOLTÀ

1. Dolori mestruali troppo gravi

2. Condizioni della pelle

Il più delle volte, gli individui sperimentano una combinazione di molti di questi segni e sintomi allo stesso tempo. Comorbidità è la parola scientifica per questo.

Invece di concentrarsi sui sintomi individualmente e prescrivere un farmaco per ciascuno, **sarebbe meglio cercare un filo conduttore che li lega.** La cura definitiva, può essere trovata, se siamo in grado di identificare un rimedio semplice ed efficace, che allevia o elimina questi problemi apparentemente non correlati. Uno di questi fili comuni è questo:

- **La funzione del nervo vago ventrale e altri nervi essenziali per l'interazione sociale, possono essere ripristinati alla normale funzione**, per risolvere tutti i problemi in questo elenco. Le condizioni patologiche, dunque, sono in gran parte causati dall'attività vagale dorsale, o dall'attivazione del sistema nervoso simpatico spinale.

Tutte queste condizioni di salute sono generalmente ignorate nel loro insieme dalla medicina moderna, che non considera la possibilità che i nervi cranici svolgano un ruolo significativo. Il tronco cerebrale, da cui emergono questi nervi, e i nervi cranici stessi sono misteriosi per la maggior parte della popolazione.

SCOPRI IL TUO SISTEMA NERVOSO AUTONOMO (SNA)

Il sistema nervoso collega e coordina i processi volontari e involontari del corpo. Ciò include l'integrazione di informazioni provenienti da diversi organi e dall'ambiente esterno per preparare risposte adeguate. Tutte queste funzioni sono controllate dalle molte strutture del cervello. Le strutture del cervello controllano anche l'orologio biologico interno del corpo e l'elaborazione delle informazioni ricevute attraverso i cinque sensi (come la vista e l'udito).

Nervi cranici della testa

Un paio di nervi cranici collega il cervello a varie parti della testa, del collo e del tronco. Ce ne sono un totale di 12, ognuno dei quali prende il nome da una determinata funzione o struttura.

Ad ogni nervo viene anche assegnato un numero romano che va da I a XII per rappresentarlo. Questo è determinato da dove si trovano dalla parte anteriore a quella posteriore. In questo caso, poiché il nervo olfattivo si trova più vicino alla parte anteriore della testa, è contrassegnato con la lettera I.

I nervi della testa e del collo sono distinti da quelli della colonna vertebrale. Alcuni nervi cranici collegano il tronco cerebrale al naso, agli occhi, alle orecchie e alla lingua, tra le altre parti della testa. Si trova sul fondo del cervello ed è il primo segmento del midollo spinale. Nel tronco cerebrale, ci sono tre componenti del sistema nervoso: il cervello, i nervi cranici e il midollo spinale. Per arrivare alla bocca, al viso, al collo, al torace e alla pancia, altri nervi cranici usano piccole aperture nel cranio.

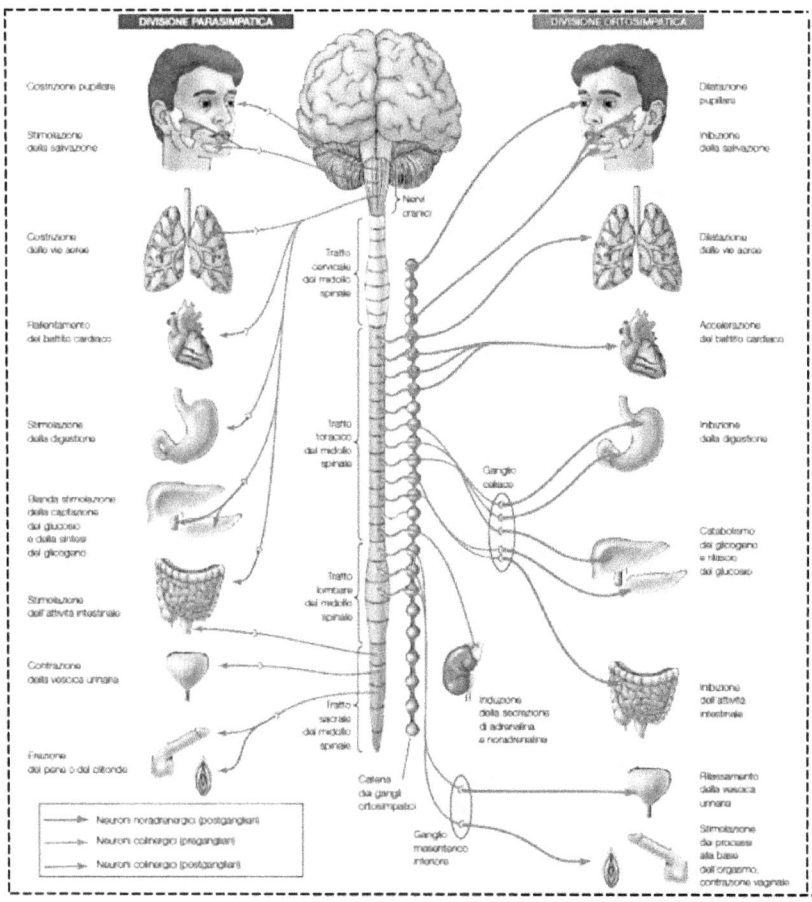

Sistema Nervoso Autonomo

Il ruolo principale del sistema nervoso negli esseri umani, è quello di mantenere in vita i nostri corpi. Il cervello, il tronco cerebrale, i nervi cranici, il midollo spinale, i nervi spinali e i nervi enterici costituiscono il sistema nervoso.

Molte funzioni viscerali sono controllate da uno dei nervi cranici che "vagano" attraverso il nostro corpo, partendo dal tronco cerebrale al torace e alla pancia. Una delle sue funzioni è quella di regolare i muscoli della gola (faringe e laringe) e gli organi della respirazione (polmoni) e della circolazione (cuore), della digestione (stomaco, pancreas e duodeno) e dell'eliminazione (sezioni ascendenti e trasversali dell'intestino crasso) con sangue e sostanze nutritive, nonché la rimozione di prodotti di scarto (reni), di seguito se ti interezza **ti invito a**

leggere il mio utilissimo libro per salvare i reni, *(Clicca Qui)*. **O scannerizza il QR-code da cartaceo.**

Il termine latino vago, che significa "vagabondo ", è stato scelto per chiamare questo nervo a causa della sua lunghezza e dell'estesa ramificazione.

Figure 1 Libro Reni

Numerose attività biologiche, tra cui la digestione, la respirazione, la frequenza cardiaca e la pressione sanguigna, sono regolate dal nervo vago.

In contrasto con **la rete simpatica, che si estende dai nervi spinali e supporta gli stati di stress e mobilizzazione** per la vita, alcuni nervi cranici promuovono stati mentali non stressanti. I nervi cranici hanno un ruolo fondamentale nel facilitare il riposo e il recupero. Gli input sensoriali includono vista, udito e gusto, nonché il tatto sulla superficie del viso.

Il nervo olfattivo è indicato come CN I, o "primo nervo cranico", poiché è il primo nervo cranico. Anche se i nervi sono collegati in coppia, la singola frase "CN I" è spesso usata per riferirsi a un gruppo di due nervi.

I numeri sono assegnati ai nervi cranici a seconda di dove si trovano. Ci sono due semicerchi di nervi su ciascun lato del cervello; un primo anatomista ha dato il numero CN I al nervo superiore e così via.

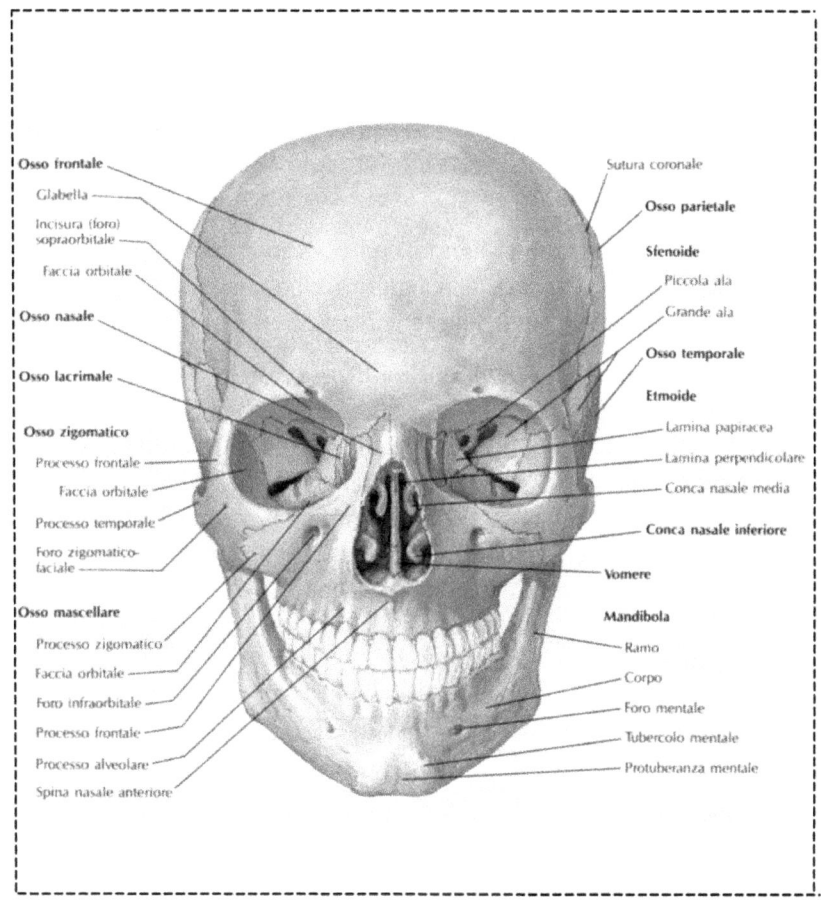

Osso frontale
Glabella
Incisura (foro) sopraorbitale
Faccia orbitale
Osso nasale
Osso lacrimale
Osso zigomatico
Processo frontale
Faccia orbitale
Processo temporale
Foro zigomatico-faciale
Osso mascellare
Processo zigomatico
Faccia orbitale
Foro infraorbitale
Processo frontale
Processo alveolare
Spina nasale anteriore

Sutura coronale
Osso parietale
Sfenoide
Piccola ala
Grande ala
Osso temporale
Etmoide
Lamina papiracea
Lamina perpendicolare
Conca nasale media
Conca nasale inferiore
Vomere
Mandibola
Ramo
Corpo
Foro mentale
Tubercolo mentale
Protuberanza mentale

Le ossa craniche mobili

Esistono delle membrane elastiche tra le ossa del cranio
che consentono una piccola quantità di movimento.

I NERVI CEREBRALI E LE LORO FUNZIONI PRINCIPALI

A prima vista, le attività dei numerosi nervi cranici sembrano essere scollegate. Ad esempio, uno dei nervi aiuta nel processo di deglutizione, mentre un altro aiuta a stringere un muscolo che gira il bulbo oculare verso la linea mediana.

Tutti e dodici i nervi cranici hanno una cosa in comune: aiutano nella nostra capacità di riconoscere e ingerire cibo; masticare e deglutire; digerire il nostro pasto; ed espellere i nostri rifiuti.

La sintesi e lo stoccaggio degli enzimi digestivi nel pancreas sono tutti controllati dai nervi cranici, che si trovano nelle ghiandole salivari, nello stomaco, nel fegato e nei dotti biliari. Il cibo non digerito viene monitorato e regolato da loro mentre viaggia dallo stomaco all'intestino trasverso. Per digerire il cibo e scomporre i suoi componenti, gli enzimi gallici e pancreatici vengono rilasciati nel duodeno sotto il loro controllo e nelle quantità adeguate e nei momenti adatti. È possibile assorbire i nutrienti da proteine, carboidrati e lipidi, solo dopo che sono stati scomposti nell'intestino tenue.

N°	Nome	Tipo	Origine	Funzione
I°	olfattorio	S	telencefalo	olfatto
II°	ottico	S	diencefalo	vista
III°	oculomotore	M	mesencefalo	movimenti degli occhi e contrazione/dilatazione pupilla
IV°	trocleare	M	"	rotazione dell'occhio verso il basso e lateralmente
V°	trigemino	S-M	mielencefalo	sensibilità testa, faccia, meningi, denti e lingua; movimenti dei muscoli masticatori
VI°	abducente	M	"	movimenti laterali degli occhi
VII°	faciale	S-M	"	sensibilità e contrazione della muscolatura mimica facciale
VIII°	acustico	S	"	udito
IX°	glossofaringeo	S-M	"	gusto, movimenti di lingua e faringe
X°	vago	S-M	"	stimolare la produzione dei succhi gastrici e regolare i movimenti compiuti dallo stomaco e dall'intestino durante la fase della digestione
XI°	accessorio	M	"	controllo del muscolo trapezio e dello sternocleidomastoideo
XII°	ipoglosso	M	"	movimenti della lingua

S = sensoriale, M = motorio

È bene avere in mente i concetti di base, delle funzioni che questi neuroni governano, incluso il coinvolgimento sociale.

Il nostro olfatto è facilitato dal nervo olfattivo, o CN I. Quando si tratta di evoluzione, CN I è stato il primo dei nervi cranici. Gli esseri umani e gli animali, si affidano al loro senso dell'olfatto per trovare il cibo e quindi determinare se un alimento è commestibile. Cosa succede quando porto un boccone più vicino al naso? Mi viene l'acquolina in bocca o giro la testa dall'altra parte disgustato?

Una significativa reazione emotiva agli odori è innescata dalla nostra sensibilità intuitiva degli odori.

Le fibre nervose del CN I iniziano nel naso e vanno direttamente all'encefalo, dove vengono elaborate. Questo è l'unico nervo cranico che trasmette direttamente al cervello, senza la necessità delle sinapsi. **Le sinapsi sono strutture che consentono ai neuroni, o cellule nervose, di comunicare con altre cellule**, sia neurali che non neurali, attraverso segnali elettrici o chimici.)

Pertanto, il nervo olfattivo è l'unico nervo cranico che trasmette direttamente informazioni (odore) alla corteccia cerebrale senza passare attraverso un altro componente del SNC. Per ragioni di sopravvivenza, questa sezione del nostro "vecchio cervello" è cruciale nella creazione di ricordi. Per questo motivo, gli odori sono in grado di evocare alcuni dei ricordi più potenti e risonanti nelle nostre menti.

Altri nervi cranici facilitano la visione, che è importante per trovare il cibo. **Il nervo ottico (CN II) inizia nell'encefalo.** Invia informazioni dai bastoncelli e dai coni della retina a una sinapsi, e quindi ai centri visivi nel cervello occipitale.

Potremmo essere alla ricerca di cibo e scoprire qualcosa di nuovo. Possiamo identificarlo? È commestibile? È nuovo? È privo di muffe e macchie? Se sembra delizioso, possiamo scegliere di avvicinarlo al nostro viso per annusarlo e quindi assaggiarlo.

Muovere gli occhi allarga la nostra gamma di punti di vista. Altri tre nervi cranici governano i muscoli oculari: CN III (oculomotore), IV (trocleare) e VI (abducens). Usandoli, possiamo roteare i nostri bulbi oculari a destra o sinistra.

Usare i muscoli del collo per muovere la testa può ampliare ulteriormente la nostra gamma di punti di vista. **I muscoli trapezio e sternocleidomastoideo sono controllati da CN XI.** Questi muscoli ci permettono di vedere su, giù e ai lati, e ci permettono di avvicinare un boccone per annusarlo e girare la testa dall'altro se non ha un odore gradevole.

Ma non possiamo sempre rilevare se qualcosa è commestibile dall'aspetto o dall'odore. Successivamente, lo mettiamo in bocca: ha un buon sapore? Per avere un gusto corretto, dobbiamo mescolare il cibo con la saliva. I nervi trigemino, facciale e glossofaringeo innervano le ghiandole salivari e regolano la produzione di saliva. La saliva non solo migliora il nostro senso del gusto, ma aiuta anche la digestione abbattendo l'amido e inumidendo il cibo.

Il nervo trigemino (CN V) innerva i muscoli masticatori, che aprono e chiudono la mascella e macinano il cibo. Il nervo ipoglosso (CN XII) muove la lingua intorno alla nostra bocca e dentro e fuori i nostri denti. Rilassando e stringendo i muscoli delle guance, possiamo creare una sacca per il cibo e trasferirla di nuovo sulle superfici di macinazione dei denti. Le labbra, che sono innervate da CN VII, aiutano anche il trasporto del cibo.

Per l'effettiva degustazione del cibo, usiamo le papille gustative sulla lingua, che si collegano ai rami di tre nervi cranici: CN VII (il nervo facciale), CN IX (il nervo glossofaringeo) e CN X (il nervo vago). Il cibo ha un buon sapore o c'è uno strano sapore che segnala che il boccone potrebbe essere pericoloso da mangiare? Se il cibo non ha un buon sapore, possiamo facilmente sputarlo prima di inghiottirlo ed evitare di ammalarci.

Se deglutiamo, la lingua fa scorrere il cibo masticato sulla testa dell'esofago. L'esofago è un tubo muscolare che trasporta il cibo dal collo allo stomaco, in modo simile all'intestino. Il nervo glossofaringeo (CN IX) innerva i muscoli del collo, mentre il nervo ipoglosso (CN XII) innerva anche i muscoli della lingua.

Il nervo vago ventrale innerva la parte superiore dell'esofago, mentre il nervo vago dorsale innerva il resto.

L'antico ramo vago (dorsale) ci offre un'ulteriore opportunità per rigurgitare il cibo prima che entri nell'intestino tenue. Il nervo glossofaringeo (CN IX) controlla l'estremità superiore dell'esofago mentre il vago (CN X) controlla l'estremità inferiore. È chiaro quanto sia sofisticato il meccanismo di deglutizione, che ha bisogno della cooperazione di numerosi nervi cranici!

I nervi cranici possono aiutare in diversi modi. Il nervo uditivo, CN VIII, è l'unico nervo cranico che permette l'udito. Questi nervi permettono agli animali di ascoltare e interpretare il linguaggio umano modulando i muscoli dell'orecchio medio. Questi nervi aiutano a regolare il volume di particolari frequenze acustiche che viaggiano attraverso il timpano fino all'orecchio interno. Il muscolo stapedius smorza le vibrazioni quando il delicato meccanismo dell'orecchio interno non è in grado di gestirle.

I nervi cranici fanno molto di più che aiutarci solo a mangiare. I rami sensoriali afferenti dei nervi cranici V-XI raccolgono input dagli organi viscerali: Paura o grave pericolo? Il nostro corpo è equilibrato, privo di disagio, malfunzionamento o malattia? Questi nervi ci aiutano ad essere socialmente impegnati quando siamo sicuri e sani.

Le conseguenze della CN disfunzionale

Le persone spesso si chiedono perché, in certe circostanze che dovrebbero farli innervosire, agiscono in modo pacifico, amorevole e illuminato, ma poi, in altre situazioni simili, urlano e si comportano in modo nervoso, sorprendono anche se stessi.

Alcuni soggetti di norma possono socializzare con individui con cui hanno già familiarità, stabilire un contatto visivo e impegnarsi in scambi sociali positivi. Ogni volta che un estraneo si unisce al gruppo, però si spengono.

La maggior parte di noi, è socialmente impegnata. Tuttavia, possiamo attivare momentaneamente il sistema a catena simpatico spinale (lotta o fuga) o l'attività vagale dorsale (ritiro, arresto). Se il nostro sistema nervoso autonomo è sano, riacquisteremo rapidamente il nostro coinvolgimento sociale.

Poiché alcuni di noi non sono socialmente impegnati tutto il tempo, possiamo trovarci in stati vagali simpatici o dorsali permanenti. I nostri comportamenti sembreranno irragionevoli, spesso vanno contro i nostri migliori interessi e possono danneggiare noi stessi o gli altri.

LE FUNZIONI DEI 5° E 7° NERVI CRANICI

Il nervo trigemino è **la quinta coppia di nervi cranici** nel corpo. Oltre ad avere fibre nervose che agiscono all'interno del sistema nervoso parasimpatico, è un nervo misto con un livello più elevato di funzionalità sensoriale (fibre nervose parasimpatiche). **CN V, controlla i muscoli della masticazione**, che muovono la mascella mentre mastichiamo. CN V è un neurone sensoriale che riceve impulsi dai nervi sensoriali facciali.

Il nervo facciale **CN VII ha attività motorie**. Governa la tensione e il rilassamento dei muscoli facciali. Le nostre espressioni facciali sono create da cambiamenti nel modello di tensione nei muscoli del viso, che riflettono i nostri stati interiori di salute o malattia. I cambiamenti del viso dovrebbero essere spontanei e riflettere emozioni e idee mutevoli.

Un volto poco espressivo è generalmente un problema CN VII. Piccole variazioni nell'espressione facciale dagli angoli degli occhi agli angoli delle labbra potrebbero dire se siamo socialmente impegnati o meno.

Anche CN V e CN VII condividono le funzioni. I muscoli del viso sono innervati da CN VII, mentre la pelle è innervata da CN V. La "sensazione del viso" deriva dal cambiamento delle espressioni facciali. Entrambi i nervi ci permettono di ascoltare e comprendere ciò che viene detto, permettendoci di partecipare a una conversazione. Questo è importante anche per il coinvolgimento sociale.

CN VII innerva lo stapedius, il muscolo più piccolo del corpo. Questo muscolo protegge l'orecchio interno dai rumori forti, in particolare la tua voce. Il ruggito di un leone è fragoroso, terrorizza le altre creature fino alla paralisi. Il leone si difende dal suono della propria voce stringendo il proprio muscolo stapedius prima di ruggire.

Il muscolo stapedius migliora l'udito di un bambino abbassando il livello di rumori sopra e sotto la frequenza della voce femminile. Se sei facilmente distratto dai rumori di fondo, il tuo muscolo stapedius potrebbe non riuscire a ridurre il livello dei suoni a bassa frequenza, rendendo difficile sentire gli altri in un ambiente affollato.

Il tensore timpano, o muscolo timpano, è innervato da CN V e può causare iperacusia. Stringere questo muscolo crea tensione, che riduce la percezione del suono.

Gli adulti hanno spesso disfunzione CN V e VII a causa di estrazioni dentali o apparecchi ortodontici. Il processo pterigoideo dell'osso sfenoide e dell'osso palatino (una delle minuscole ossa facciali) nel palato duro creano alcuni problemi in soggetti che hanno subìto un trattamento dentale. Nella mia formazione in terapia craniosacrale biomeccanica, ho imparato a esaminare il palato duro e valutare lo spostamento laterale dell'osso palatino e a condurre una procedura per riallinearlo.

È qui che si incontrano i rami CN V e CN VII. Un piccolo disallineamento delle ossa facciali alla giunzione sfenoide-palatina potrebbe causare il pizzicamento di entrambi i nervi. Nei clienti che hanno avuto un dente estratto, possono verificarsi problemi a questi due nervi.

Le superfici esterne dello sfenoide sono le tempie. Un colpo alle tempie può mettere un combattente al tappeto. Molti pugili attaccano le tempie del loro avversario. La ghiandola pituitaria risiede in una depressione simile a una sella all'interno dell'osso sfenoide.

Quando un ramo del nervo cranico viene compresso, potrebbe causare la disfunzione di altri rami del nervo cranico. Una lussazione delle ossa sfenoidi e palatine può causare disfunzioni facciali e del nervo dell'orecchio medio, che colpiscono l'intero sistema nervoso di impegno sociale.

La pelle del viso è servita dal nervo cranico V, mentre i muscoli sono serviti dal nervo cranico VII. Una procedura nella seconda parte di questo libro attiva il quinto e il settimo nervo cranico per riparare alcune di queste disfunzioni e offrirti un "lifting" naturale.

Gli pterigoidi mediali e laterali, che provengono dall'osso sfenoide, sono anche innervati da CN V. Un problema di masticazione o di digrignamento dei denti, può derivare da un piccolo spostamento di questo osso.

9°10° E 11° NERVI CRANICI

Il nervo glossofaringeo è il nono nervo cranico (o IX nervo cranico). Poiché il nervo glossofaringeo è un nervo misto, è in grado di trasmettere contemporaneamente informazioni motorie e tattili. I tessuti toracici e addominali sono anche innervati dal decimo paio di nervi, comunemente noto come nervo vago. Il nervo accessorio è composto dalla coppia XI di nervi cranici (noto anche come nervo cranico XI).

Il ramo dorsale del nervo vago inizia vicino al pavimento del tronco cerebrale. (Un ventricolo uno spazio tra i lobi cerebrali pieni di liquido cerebrospinale. Questi quattro ventricoli sono uniti da piccoli canali.)

Il forame giugulare è una piccola apertura alla base del cranio tra le ossa temporali e occipitali.

La nona e l'undicesima fibra nervosa cranica si intrecciano con la decima fibra nervosa cranica. Il mio istruttore di anatomia, ci ha insegnato che nell'anatomia attuale, CN IX e CN X sono due sezioni dello stesso nervo. Il sistema nervoso di interazione sociale sembra essere legato insieme come fibre nervose.

Per ragioni terapeutiche, approccio il nono, decimo e undicesimo nervo cranico come un unico nervo. Quando un soggetto ha segni di una disfunzione, gli altri due sono di solito invariabilmente disfunzionali. Dopo la terapia, se la funzione vagale (CN X) del paziente migliora, i sintomi della nona e undicesima disfunzione del nervo cranico in genere si risolvono.

IL NONO NERVO CRANICO

Il nervo glossofaringeo è sensoriale e motore. Il ramo efferente innerva lo stillopharyngeus, un muscolo deglutitore.

Le tonsille, la faringe, l'orecchio medio e la parte posteriore della lingua forniscono informazioni sensoriali al nono nervo cranico. Contiene rami afferenti nel seno carotideo, vicino alle arterie carotidi, e fibre sensoriali che monitorano la pressione sanguigna per influenzare il cuore e il tono delle cellule muscolari nelle arterie.

Questo nervo monitora anche i livelli di ossigeno nel sangue e anidride carbonica per regolare la respirazione. Stimola anche la ghiandola parotide, una grande ghiandola salivare davanti all'orecchio.

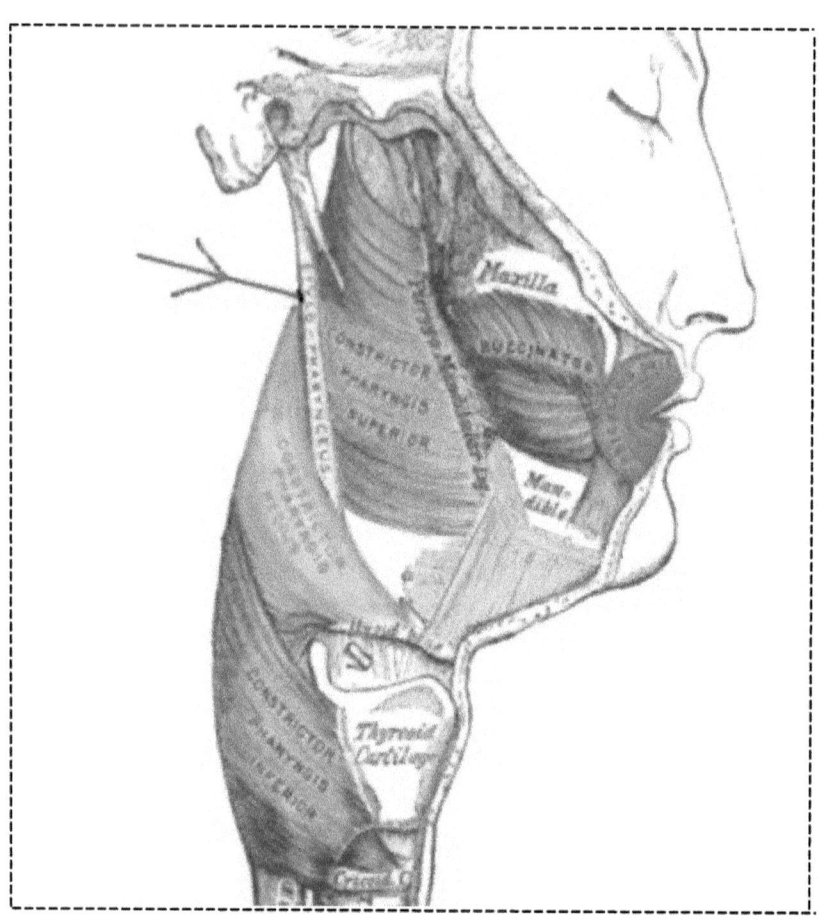

Stillopharyngeus

Le tonsille, la faringe, l'orecchio medio e la parte posteriore della lingua forniscono informazioni sensoriali al nono nervo cranico.

IL DECIMO NERVO CRANICO (IL VAGO)

Sappiamo che i rami ventrale e dorsale del nervo vago, hanno origini e funzioni distinte. Questo libro è stato sviluppato per spiegare queste distinzioni e le loro ramificazioni.

Comprendere i due percorsi del nervo vago può aiutare a curare una serie di disturbi, come trattato più avanti in questo libro.

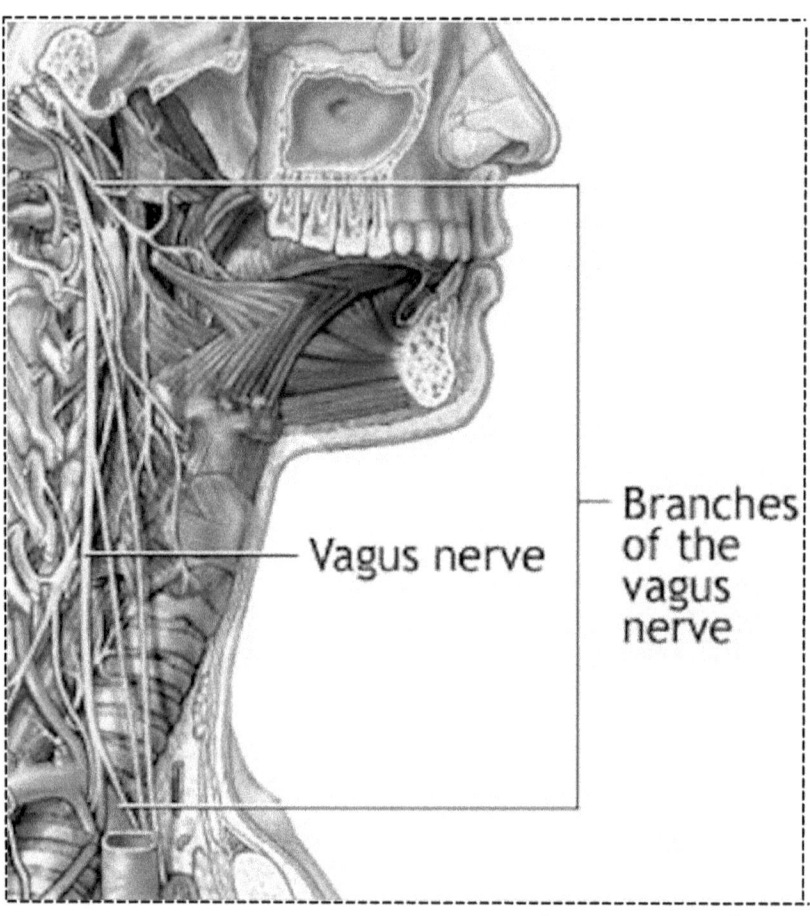

Vagus nerve

Branches of the vagus nerve

10°Nervo cranico (il vago)

Il decimo nervo cranico è un importante nervo autonomo. Prima della teoria polivagale, si pensava che il vago fosse una singola via neuronale.

IL SOTTODIAFRAMMATICO (DORSALE)

Il ramo dorsale del nervo vago ha fibre motorie che innervano gli organi viscerali sotto il diaframma respiratorio: lo stomaco, il fegato, la milza, i reni, la cistifellea, la vescica urinaria, l'intestino tenue, il pancreas e i segmenti ascendenti e trasversali del colon. Pertanto, questo ramo è stato talvolta chiamato il "ramo sub-diaframmatico del nervo vago".

Tuttavia, questa descrizione è solo parzialmente accurata, poiché alcune fibre originarie del nucleo motorio dorsale nel tronco cerebrale influenzano anche il cuore e i polmoni, che si trovano sopra il diaframma. Allo stesso modo, sebbene il vago ventrale fornisca principalmente percorsi motori agli organi sopra il diaframma, alcune fibre influenzano gli organi sotto il diaframma. Tutte e tre le parti del sistema nervoso autonomo - i rami dorsale e ventrale del nervo vago e la catena simpatica spinale - influenzano le funzioni vitali della respirazione e della circolazione sanguigna. Ciascuno dei tre circuiti arriva al cuore e ai polmoni in modi diversi.

ALTRE FUNZIONI DEL RAMO VENTRALE DEL NERVO VAGO

Il ramo ventrale del nervo vago inizia nel tronco cerebrale, appena sotto il cervello. La regione del tronco cerebrale che regola l'attivazione vagale dorsale, può causare una costrizione persistente delle vie aeree, rendendo più difficile il passaggio dell'aria. (Parte del sistema che entra in azione quando si spegne o si schiaccia. I bronchioli si restringono in BPCO, bronchite cronica e asma.)

Quando siamo al sicuro, il ramo ventrale vago favorisce il riposo o le attività tranquille. Le vie aeree si aprono e si chiudono ritmicamente durante l'inalazione e l'espirazione.

Il nervo vago ventrale innerva le corde vocali, la laringe, la faringe e diversi muscoli dietro la faringe (l'elevatore dei veli palatini e i muscoli uvulari).

UNDICESIMO NERVO CRANICO

L'undicesimo nervo cranico, o "nervo accessorio", è una delle chiavi per il benessere dell'intero sistema muscolo-scheletrico. Poiché innerva i muscoli trapezio e sternocleidomastoideo (SCM), che consentono il movimento della testa e del collo, la tensione in uno di questi muscoli su un lato sposta la spalla, la colonna vertebrale e l'intero corpo dall'allineamento.

Sia il trapezio che i muscoli sternocleidomastoidi hanno origine sulle ossa del cranio. (Il trapezio si attacca al processo mastoideo dell'osso temporale e lo sternocleidomastoideo all'osso occipitale.) Insieme formano l'anello esterno dei muscoli del collo, delle spalle e della parte superiore della schiena.

Se l'undicesimo nervo cranico è disfunzionale, si traduce in una mancanza di tono adeguato in questi muscoli. Questo a sua volta può causare problemi alla spalla acuti o cronici, torcicollo, emicranie e difficoltà a ruotare la testa da un lato all'altro. (Vedi PARTE 5 per ulteriori informazioni su questi muscoli. La seconda parte contiene anche un trattamento per alleviare l'emicrania riducendo le tensioni eccessive in questi muscoli.)

Piuttosto che massaggiare semplicemente un trapezio cronicamente teso o flaccido o un muscolo SCM, è meglio per un terapeuta migliorare prima la funzione dell'undicesimo nervo cranico usando l'esercizio di base (vedi seconda parte), e quindi massaggiare i muscoli dopo che il nervo è di nuovo funzionale.

I NERVI CRANICI

Il trattamento dei nervi cranici differisce dal trattamento dei nervi spinali. Alcuni terapeuti utilizzano la chiropratica per trattare il mal di schiena (brevi spinte ad alta velocità). Allungare e rafforzare i muscoli del collo e della schiena può aiutare a riallineare le vertebre e alleviare lo sforzo sui nervi spinali. Se non funzionano, ci rivolgiamo alla chirurgia ortopedica.

È necessaria una nuova strategia per migliorare o ripristinare manualmente la funzione del nervo cranico. La terapia craniosacrale è in uso dal 1920.

Negli Stati Uniti, i medici osteopatici (DO) ricevono la stessa formazione dei medici. Loro, come i medici, possono condurre interventi chirurgici, prescrivere prescrizioni e lavorare in strutture mentali. A differenza dei MD, gli osteopati hanno una formazione extra in approcci terapeutici pratici.

Il manuale di William Garner Sutherland è attualmente utilizzato dai medici osteopati che scelgono di studiare le procedure craniche. Il libro offre tre tecniche craniche. Il terapeuta tiene due ossa craniche vicine per mobilitarle nelle suture (dove due o più ossa del cranio si uniscono). Questo può alleviare lo sforzo meccanico sui nervi cranici mentre escono dal cranio.

Il metodo biomeccanico richiede una conoscenza approfondita dell'anatomia cranica e una notevole esperienza pratica per padroneggiare gli approcci. Il metodo di Sutherland e Magoun sulle procedure biomeccaniche è stato ulteriormente perfezionato dall'osteopata francese Alain Gehin, che lo ha insegnato agli studenti di tutto il mondo.

Lo stretching della membrana dei tessuti molli è un altro metodo terapeutico cranico. Un tubo di tessuto connettivo che ospita il cervello, il midollo spinale e il CSF. Il falx cerebri e il tentorium sono due fogli di tessuto connettivo che tengono insieme le ossa del cranio.

L'invecchiamento, le malattie, gli antibiotici e i traumi fisici riducono la flessibilità di questi tessuti durali. Magoun ha spiegato come rilassare queste membrane.

Il terzo approccio è chiamato terapia craniosacrale biodinamica. Il suo obiettivo è massimizzare il movimento del liquido cerebrospinale che circola intorno al cervello e al midollo spinale, portando nutrimento ai tessuti e contribuendo ad eliminare i prodotti di scarto metabolici.

Le tecniche biodinamiche facilitano il rilascio utilizzando il flusso del liquido cere-brospinale contenuto all'interno delle membrane durali del cranio e della colonna vertebrale. Il terapeuta tiene la testa del paziente con un tocco estremamente leggero, combinato con una profonda consapevolezza dei piccoli e sottili movimenti delle ossa craniche.

NERVI SPINALI

Tutti hanno sentito parlare almeno una volta di problemi causati dalla disfunzione del nervo spinale. Un'ernia del disco o una crescita ossea (stenosi spinale) che preme su un nervo spinale può causare disagio, perdita di sensibilità o perdita di funzione (ad esempio, mancato controllo della vescica). Le difficoltà con i nervi della colonna vertebrale possono causare, difficoltà di utilizzare uno o più muscoli scheletrici.

Chiropratici e osteopati, si occupano della compressione del nervo spinale. Per riallineare una vertebra e diminuire la pressione sul nervo che causa dolore, i chiropratici impiegano metodi detti:

1. ad alta velocità
2. e a spinta corta.

Gli osteopati fanno la stessa cosa ma sono più gentili. Altre terapie della colonna vertebrale sono, stretching, calisthenics, allenamento con i pesi, terapia fisica e massaggio dei muscoli della schiena. Se queste strategie leggere non riuscissero a mantenere la colonna vertebrale in forma, potremmo sentirci sconfitti e tentati di ricorrere alla chirurgia.

Una funzione importante dei nervi spinali è quella di permetterci di usare le braccia, le gambe e il tronco per muovere il nostro corpo contraendo e rilassando vari muscoli. I nervi spinali toccano anche alcuni degli organi viscerali. I messaggi inviati ai nervi spinali, hanno origine nel cervello e viaggiano attraverso il midollo spinale, un fascio nervoso che sembra un tubo che esce dal cranio attraverso una grande apertura alla base del cranio *chiamata forame magnum.*

Dopo aver lasciato il cranio, le coppie di nervi spinali si irradiano dal midollo spinale, attraverso spazi tra le vertebre per servire i muscoli, le articolazioni, i legamenti, i tendini, gli organi interni e la pelle. Gli esseri umani hanno trentatré paia di nervi spinali, con un nervo di ogni coppia che viaggia verso il lato destro del corpo e l'altro a sinistra.

Ogni coppia di nervi spinali corrisponde a una sezione della colonna vertebrale. Ci sono trentatré vertebre in tutto: sette nel collo, dodici nel torace, cinque nella zona lombare, cinque nel sacro e quattro nel coccige. I nervi spinali, che contengono sia i nervi motori che sensoriali, inviano messaggi avanti e indietro tra il cervello e il resto del corpo. Due eccezioni degne di nota sono il trapezio e i muscoli sternocleidomastoidi nel collo e nella spalla, che ottengono la loro innervazione dall'undicesimo nervo cranico.

Di solito c'è più di un ramo di un nervo spinale che viaggia verso un muscolo specifico. Ciò dà la certezza che, se uno dei nervi spinali è ferito, il muscolo può continuare a operare (anche se in modo meno efficace) utilizzando gli impulsi di altre terminazioni nervose.

Ogni nervo spinale ha anche una funzione su molti muscoli. Spesso i muscoli fanno parte di una catena di movimento, ad esempio i muscoli della spalla, della parte superiore del braccio, dell'avambraccio, del polso e delle dita agiscono insieme come un'unità per governare i movimenti fondamentali del braccio o della mano.

Un neurone manda un'informazione a un muscolo per contrarsi. I nervi sensoriali raccolgono vari tipi di informazioni, e le restituiscono al cervello: portano sensazioni di dolore, posizioni delle parti del corpo in relazione tra loro, movimento, tensione nei muscoli o nella fascia e il senso del tatto per tutto il corpo tranne il viso (che è innervato dai nervi cranici.

Uno studio più approfondito sui singoli "nervi motori" rivela che sebbene alcune delle loro fibre siano motorie, altre sono sensoriali, riportano al cervello la tensione muscolare. Ora sappiamo che la maggior parte delle fibre del "nervo motore" sono davvero sensoriali.

Questo ciclo di feedback delle fibre nervose sensoriali e motorie consente agli esseri umani di stringere un muscolo mentre le fibre sensoriali forniscono informazioni al cervello sul cambiamento del grado di tensione nel muscolo. Questo ci consente di calibrare la tensione muscolare.

In circostanze normali, i nervi spinali consentono movimenti senza sforzo e i muscoli si attivano in modo efficiente. La coordinazione del corpo si perde quando è stressata e i movimenti diventano scoordinati, goffi o deboli.

CATENA SPINALE SIMPATICA

I nervi spinali si diramano verso la pelle (dermatomi), i muscoli (miotomi), gli organi viscerali (viscerotomi), i legamenti, la fascia e il tessuto connettivo (ligatomi) (fasciatomi). I rami di numerosi nervi spinali possono innervare lo stesso muscolo. Se una sezione di un nervo è ferita, altri segmenti possono continuare a contrarre lo stesso muscolo, ma in modo meno efficace.

Alcuni nervi spinali coinvolgono organi interni. I nervi T2 e T3 portano al cuore, T10 ai polmoni, e T11 ai reni. Altri nervi forniscono la vescica, gli organi genitali e l'intestino.

Alcune fibre nervose spinali toraciche e lombari superiori (T1-L2) si allungano lateralmente dopo aver lasciato il midollo spinale. Alcuni rimangono localizzati, mentre altri collegano le fibre dalle vertebre adiacenti per creare la catena simpatica. La catena simpatica corre tra T1 e L2, collegando questi nervi spinali. La maggior parte dei simpatici che proiettano agli organi viscerali o al cervello sono accompagnati da arterie.

Di fronte a un pericolo per la nostra esistenza, la catena simpatica diventa attiva, diffondendo la risposta di lotta o fuga in tutto il corpo. Questa è una reazione adeguata quando siamo in pericolo.

I muscoli si stringono per prepararsi ai movimenti di combattimento o di fuga; questo è chiamato "pompaggio" nei circoli di sollevamento pesi.

Le fibre nervose simpatiche migliorano l'attività fisica, per facilitare la mobilizzazione. Questo meccanismo aumenta il flusso di sangue ai muscoli. La pressione sanguigna aumenta per aiutare i muscoli tesi a ottenere più sangue. Il fegato rilascia carboidrati nel sangue per alimentare i muscoli. Quindi siamo pronti per combattere o scappare, la catena simpatica induce i muscoli delle vie aeree ad espandersi alla loro massima capacità.

Allo stesso tempo, altri organi (principalmente digestivi) rallentano o si fermano. L'individuo perde appetito, il flusso di cibo nell'intestino rallenta o si ferma e lo stomaco può sentirsi come se avessi "farfalle".

La risposta simpatica crea una condizione di stress temporaneo, che colpisce tutto il corpo. La reazione "lotta o fuga" attiva la catena simpatica spinale, uno dei tre stati potenziali del sistema nervoso autonomo.

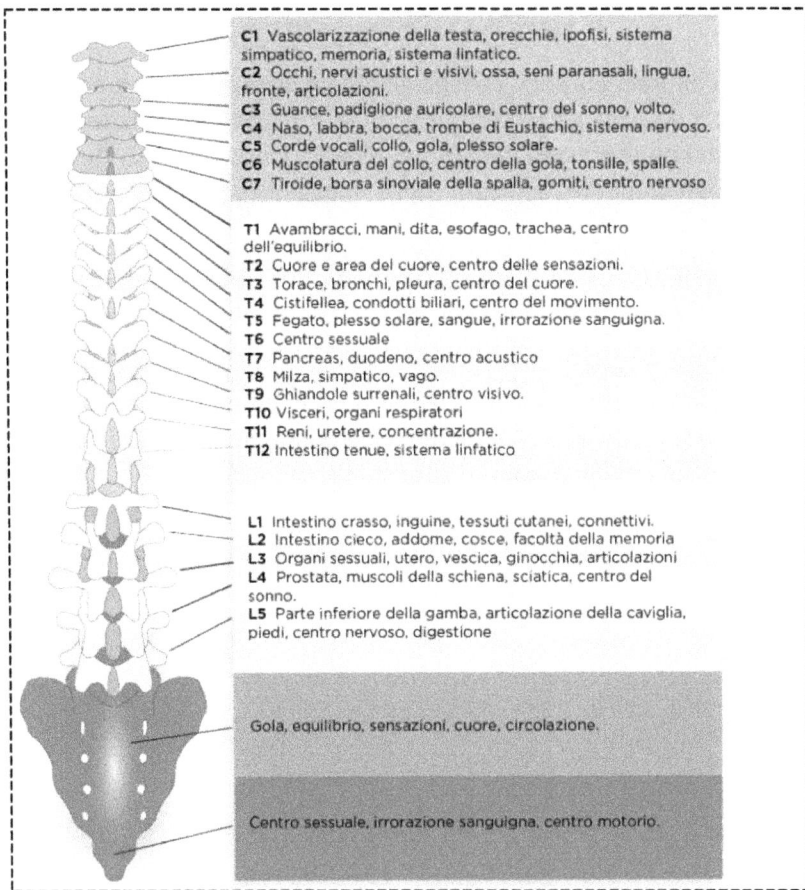

C1 Vascolarizzazione della testa, orecchie, ipofisi, sistema simpatico, memoria, sistema linfatico.
C2 Occhi, nervi acustici e visivi, ossa, seni paranasali, lingua, fronte, articolazioni.
C3 Guance, padiglione auricolare, centro del sonno, volto.
C4 Naso, labbra, bocca, trombe di Eustachio, sistema nervoso.
C5 Corde vocali, collo, gola, plesso solare.
C6 Muscolatura del collo, centro della gola, tonsille, spalle.
C7 Tiroide, borsa sinoviale della spalla, gomiti, centro nervoso

T1 Avambracci, mani, dita, esofago, trachea, centro dell'equilibrio.
T2 Cuore e area del cuore, centro delle sensazioni.
T3 Torace, bronchi, pleura, centro del cuore.
T4 Cistifellea, condotti biliari, centro del movimento.
T5 Fegato, plesso solare, sangue, irrorazione sanguigna.
T6 Centro sessuale
T7 Pancreas, duodeno, centro acustico
T8 Milza, simpatico, vago.
T9 Ghiandole surrenali, centro visivo.
T10 Visceri, organi respiratori
T11 Reni, uretere, concentrazione.
T12 Intestino tenue, sistema linfatico

L1 Intestino crasso, inguine, tessuti cutanei, connettivi.
L2 Intestino cieco, addome, cosce, facoltà della memoria
L3 Organi sessuali, utero, vescica, ginocchia, articolazioni
L4 Prostata, muscoli della schiena, sciatica, centro del sonno.
L5 Parte inferiore della gamba, articolazione della caviglia, piedi, centro nervoso, digestione

Gola, equilibrio, sensazioni, cuore, circolazione.

Centro sessuale, irrorazione sanguigna, centro motorio.

Catena spinale simpatica

I rami di numerosi nervi spinali possono innervare lo stesso muscolo. Se una sezione di un nervo è ferita, altri segmenti possono continuare a contrarre lo stesso muscolo, ma in modo meno efficace.

IL SISTEMA NERVOSO ENTERICO

Il sistema neurale enterico collega gli organi viscerali. Questi nervi sono così intrecciati con gli organi viscerali e il tessuto connettivo che gli anatomisti non sono stati in grado di rivelare i loro percorsi. Quindi non sono adeguatamente spiegati, nella maggior parte dei manuali di anatomia.

Sappiamo anche molto poco sui nervi intestinali. Possiamo solo ipotizzare che i nervi enterici consentano agli organi viscerali di comunicare tra loro per coordinare l'intricato processo di digestione.

Un secondo cervello, il sistema nervoso enterico ha un'intelligenza che agisce al di fuori della nostra mente. Non possiamo controllare la nostra digestione, né possiamo sapere cosa sta succedendo.

PARTE 2 LA TEORIA POLIVAGALE

Se puoi osservare una cosa o meno dipende dalla teoria che usi. È la teoria che decide cosa può essere osservato.

—ALBERT EINSTEIN

I tre circuiti SNA (Sistema Nervoso Autonomo)

Il libro è pieno di nuovi concetti che potrebbero essere nuovi per te. Ho utilizzato immagini e tabelle grafiche, per aiutati a comprendere, se non ti è chiaro tutto subito, non ti preoccupare, ma leggi il libro più e più volte. Consulta le varie tabelle che ti aiuteranno ad avere un'immagine visiva dei concetti spiegati. Particolarmente utile è la tabella che ho allegato sotto, che ti aiuterà a comprendere meglio.

Il sistema nervoso autonomo regola le attività "automatiche" viscerali tra cui digestione, respirazione, desiderio sessuale, riproduzione, ecc. I vecchi modelli riconoscevano solo due circuiti:

1. Simpatico
2. Parasimpatico.

Si pensava che il sistema nervoso simpatico fosse attivo in situazioni stressanti. Il sistema nervoso parasimpatico, d'altra parte, è stato identificato con il nervo vago. Questo modello presentava un singolo nervo vago, ignorando che in realtà esistono due distinte vie neuronali designate "vago".

Questa teoria sostiene che il nervo vago contiene due rami unici: due nervi vagali distinti che hanno origine in due luoghi diversi. Il sistema nervoso autonomo è meglio compreso quando viene suddiviso in tre circuiti neurali:

1. Ramo ventrale del nervo vago, regola il rilassamento e l'interazione sociale;
2. Catena simpatica spinale, (lotta o fuga);
3. Ramo dorsale del nervo vago, (rallentamento, arresto e comportamento depressivo).

Questi tre circuiti ci aiutano a mantenere l'equilibrio.

La teoria polivagale si aggiunge alla nostra conoscenza del sistema nervoso autonomo. Questi tre circuiti si collegano ai nostri stati emotivi, che a loro volta influenzano il nostro comportamento.

I massaggiatori si rendono conto che il fisico di una persona può essere troppo teso, un altro troppo rilassato e un terzo può essere "semplicemente perfetto". Quando i massaggiatori sono capaci di percepire questi stati, di solito imparano come rilassare un muscolo rigido. Questo metodo non funziona su un fisico privo di tono.

I muscoli sciolti non hanno bisogno di irrigidirsi per combattere o correre, la condizione, si verifica quando il circuito vagale dorsale è attivo. La bassa pressione sanguigna fa entrare il sangue nei muscoli facilmente. La pressione sanguigna estremamente bassa può indurre perdita di coscienza e svenimento. Sincope è la perdita di coscienza.

I muscoli che non sono né tesi né molli, hanno una pressione sanguigna normale. Negli stati di impegno sociale, l'ambiente è considerato sicuro. I nostri sistemi nervosi lo rilevano, così possiamo rilassarci completamente e goderci lo stare con le persone. Secondo la teoria polivagale, il contatto sociale può paralizzarci senza che ci sia paura, rabbia o comportamento depressivo.

Una stretta di mano può dirci molto sul sistema nervoso autonomo di qualcuno. Una condizione persistente di attività nella catena simpatica spinale provoca un corpo anormalmente teso, preparando l'intero sistema muscolare a combattere o correre. Una stretta di mano estremamente vigorosa, che afferra più forte del necessario. Il contrario è vero per quelli senza tono muscolare, un sintomo di iperattività vagale dorsale. La stretta di mano di questa persona è di solito debole, umida e gelida.

Il ramo ventrale del nervo vago è predominante se la nostra stretta di mano è perfetta. Un massaggiatore noterà che il nostro corpo si sente bene, anche se abbiamo una certa rigidità muscolare.

Il tono muscolare è uno dei numerosi indicatori della salute del sistema nervoso.

SNA E OMEOSTASI

L'omeostasi si riferisce alla **raccolta di meccanismi dinamici che consentono agli organismi viventi di mantenere un ambiente interno d'equilibrio.** Il sistema nervoso centrale svolge un ruolo fondamentale nella regolazione dell'omeostasi corporea, a causa delle numerose connessioni che l'ipotalamo ha con il sistema endocrino, il sistema nervoso autonomo e, in generale, con tutti i centri cerebrali coinvolti nei processi motivazionali. In questo modo, la temperatura corporea, lo stato energetico cellulare, la presenza e la composizione dei fluidi corporei, così come l'impulso a riprodursi (comportamento sessuale) vengono continuamente monitorati. I circuiti encefalici che regolano la funzione viscerale-organo sono come un termostato che controlla sia una caldaia che un condizionatore d'aria.

Se il termostato rileva freddo, accende il riscaldatore; se rileva calore, accende il condizionatore d'aria. I nervi sensoriali dei mammiferi inviano segnali riguardanti la temperatura corporea al loro "termostato".

Le attività comportamentali e fisiologiche aiutano a controllare la temperatura corporea. Se siamo freddi, possiamo camminare per generare calore attraverso l'attività muscolare, oppure possiamo indossare indumenti aggiuntivi per isolarci e ridurre il freddo. I vasi sanguigni della pelle si contraggono per risparmiare calore. Il movimento dei muscoli produce calore quando abbiamo davvero freddo.

Se sentiamo caldo, limitiamo l'attività fisica per prevenire il surriscaldamento. Il calore viene dissipato attraverso la dilatazione dei vasi sanguigni. Sudiamo e rimuoviamo i vestiti.

Diciamo che le persone sono di temperamento "caldo" quando sono arrabbiate. Potremmo dire loro di "raffreddarsi". Si dice che gli individui siano "freddi" per le cose che non gli piacciono. Il caldo e il freddo sono entrambi visti come esperienze emotive.

I tre componenti del sistema nervoso autonomo lavorano insieme per regolare la funzione degli organi, mantenere l'omeostasi e adattarsi alle circostanze.

Il modello della teoria polivagale è utile, per risolvere problemi e fare diagnosi in molti domini fisiologici.

Per rilevare l'attività vagale ventrale, gli scienziati utilizzano sempre più la variabilità della frequenza cardiaca (HRV). Misurano un ritmo della frequenza cardiaca noto come aritmia del seno respiratorio. Obesità, ipertensione, irregolarità cardiache e altri problemi di salute sono stati associati a una ridotta attività vagale ventrale. Alcuni ricercatori hanno scoperto che l'HRV potrebbe essere utilizzato per prevedere l'inizio del cancro. (Il PARTE 4 approfondisce il concetto di HRV.)

I CINQUE STATI SNA E BIOCOMPORTAMENTO

Il nuovo modello comprende tre percorsi cerebrali separati, ognuno dei quali è collegato a uno stato emotivo che guida il comportamento umano. Abbiamo anche due stati ibridi che incorporano due dei circuiti distinti, per un totale di cinque potenziali configurazioni del sistema nervoso autonomo.

Il vago dorsale rallenta la nostra attività fisica mentre il vago ventrale ci permette di sentirci sicuri con un'altra persona.

Il secondo stato ibrido è competitivo. Possiamo competere duramente per vincere in sport o giochi, ma questo viene fatto all'interno di un quadro di sicurezza e regolamenti concordati in anticipo. In questo stato ibrido, la risposta di lotta o fuga della catena simpatica spinale è abbinata a sentimenti di sicurezza dall'attività del ramo vago ventrale.

I TRE CIRCUITI NEURONALI DEL SISTEMA NERVOSO AUTONOMO

Il canale iniziale del sistema nervoso autonomo è il sistema neurologico di interazione sociale. Comprende il ramo vago ventrale (CN X) e altri quattro nervi cranici (CN V, VII, IX e XI). Questo circuito serve per il riposo, la distensione e la rigenerazione corporea.

Il ramo ventrale del nervo vago è associato a sensazioni di piacere, appagamento e amore. Si attiva durante piacevoli incontri. L'interazione sociale ci motiva ad assistere e condividere con gli altri. Parliamo, cantiamo, balliamo, mangiamo insieme, realizziamo un progetto insieme, educhiamo e nutriamo i giovani e così via.

Viene coinvolto il midollo spinale simpatico quando ci sentiamo minacciati. Se vogliamo essere più preparati al pericolo, possiamo tendere i nostri muscoli involontariamente, per essere pronti all'azione. Il termine "mobilitazione timorosa" si riferisce a questo fenomeno. Questo sistema è anche legato all'eccitazione e all'apprensione, che si rivela quando serve fare azioni come combattere o correre.

Il ramo vago dorsale è la terza via neurale. Questo percorso è innescato da una forza schiacciante o da un disastro imminente. Quando combattere o fuggire è inutile, risparmiamo le nostre risorse e ci immobilizziamo. Questo percorso promuove l'impotenza, la disperazione e l'indifferenza, portando al ritiro e allo spegnimento. La paura immobilizza questa condizione.

L'attivazione vagale dorsale improvvisa o eccessiva potrebbe causare shock o arresto. Il sistema muscolare perde tono e la pressione sanguigna si abbassa. Potremmo svenire o essere scioccati.

I documentari sulla fauna nelle pianure africane hanno catturato una scena. Un leone insegue e cattura un piccolo antilope. Il piccolo antilope era in uno stato di attività della catena simpatica spinale quando è stato minacciato ed è scappato. Ora, di fronte alla morte imminente, va in shock e si spegne.

Un leone alcune volte può aprire le mascelle, far cadere la sua vittima e andarsene se sente che la sua preda è morta. I muscoli flaccidi non riescono a resistere ai tentativi del leone di frantumare il collo dell'antilope. Forse la reazione di spegnimento dell'antilope nega l'impulso omicida del leone. Il leone lascia andare la piccola antilope e se ne va.

L'antilope torna da sua madre una volta che il leone se n'è andato. Continua a pascolare come se nulla fosse accaduto. La reazione di spegnimento salvavita dell'antilope la prepara per la prossima lotta per la sopravvivenza. Ciò dimostra il beneficio di sopravvivenza adattativa dell'immobilità del ramo dorsale in condizioni pericolose.

I CIRCUITI IBRIDI

Esistono due stati ibridi distinti, ognuno dei quali combina due dei tre circuiti cerebrali.

Nella quarta fase, la combinazione "mobilitazione senza paura" è appropriata per gli sport competitivi. Siamo meglio attrezzati per mobilitare e svolgere al meglio quando la catena simpatica spinale è attiva. Il circuito di interazione sociale garantisce che siamo tutti amichevoli l'uno con l'altro al fine di mantenere tutti al sicuro.

Per vincere un evento sportivo, dobbiamo impegnarci molto. Per garantire il nostro continuo successo, tutti gli atleti hanno accettato di seguire le regole e i regolamenti.

Anche i percorsi neurali del quinto stato sono ibridi. I rami dorsale e ventrale del nervo vago lavorano insieme per migliorare le emozioni di intimità e condotta intima. Possiamo rilassarci e goderci un po' 'di tempo da soli con una persona cara quando siamo tranquilli e fiduciosi. La salute fisica e mentale è intrecciata. Un problema di testa potrebbe rendere difficile sentirsi felici, simpatici o interessati ad altre persone. Dopo una buona notte di sonno, un buon allenamento e un pasto sano, siamo più socievoli.

Poche persone sono consapevoli che il sistema nervoso regola una varietà di attività biologiche che sono fondamentali per la nostra salute e il benessere emotivo. Questo sistema nervoso deve funzionare correttamente per poter essere sani, felici e interagire bene con gli altri.

Rami del nervo vago

I rami dorsale e ventrale del nervo vago (CN X) hanno origini, percorsi e funzioni differenti. Non esiste un legame anatomico o funzionale tra i due; sono entità indipendenti.

Prima della teoria polivagale, gli esseri umani non potevano distinguere questi due rami del nervo vago. I rami ventrale e dorsale erano raggruppati insieme come "il nervo vago" o "decimo nervo cranico". Questa teoria ha limitato la nostra comprensione della funzione del sistema nervoso autonomo.

La teoria polivagale aiuta a distinguere tra i due rami del nervo vago. Il ramo ventrale del nervo vago ha origine nel nucleo ambiguo sul lato ventrale (anteriore o stomaco) del tronco cerebrale. Il vago dorsale ha origine nel pavimento del quarto ventricolo, come affermato in precedenza. Diversi stati fisiologici, effetti degli organi viscerali, reazioni emotive e comportamenti sono evocati dai due rami del nervo vago. Il ramo ventrale del nervo vago funziona con altri quattro nervi cranici (V, VII, IX e XI) che hanno origine nel tronco cerebrale. Il vago ventrale ha la mielina. La sostanza di cui è formata la guaina midollare delle fibre nervose, che serve per proteggere, e isolare la conduzione dello stimolo nervoso. La mielina permette inoltre di trasportare informazioni più velocemente dei nervi sprovvisti. Il vago dorsale più vecchio non la possiede.

A parte l'eccessiva mobilizzazione per la lotta o la fuga, i due rami del nervo vago possono causare immobilità. Sono associati a forme distinte di comportamento, stimolano diverse reazioni emotive e hanno conseguenze diverse sugli organi viscerali.

EFFETTI DELL'ATTIVITÀ NEL CIRCUITO VAGO VENTRALE

Cercare di visualizzare la chimica del cervello può essere come cercare di visualizzare un ciclone. Possiamo immaginare e in parte prevedere le condizioni meteorologiche avverse, ma non possiamo prevederle del tutto. Il vago ventrale è spesso indicato come il "nuovo vago" poiché è più giovane del vago dorsale nella nostra storia evolutiva. Nessun'altra specie di vertebrati ha un ramo ventrale.

Un sistema neurologico sano e l'impegno sociale possono permetterci di incontrare nuove situazioni con apertura, fiducia e aspettative ottimistiche. Anche di fronte al pericolo, possiamo inizialmente essere aperti e accoglienti. Questo atto a volte può far sentire l'altra persona a proprio agio, il che può disinnescare uno scenario potenzialmente pericoloso.

Se questa azione prosociale non è adeguata a contrastare la minaccia, il nostro meccanismo neurologico più recente, il circuito dell'impegno sociale, viene abbandonato. I riflessi istintivi e protettivi prendono il sopravvento sul ragionamento logico e sulla decisione deliberata.

Quando il nostro sistema nervoso autonomo rileva una minaccia, combattiamo o fuggiamo. Se combattere o fuggire non è abbastanza, possiamo andare giù e ritirarci, dissociarci e chiuderci.

VAGO DORSALE ALL'OPERA

La maggior parte degli organi sopradiaframmatici sono forniti da fibre nervose evolutivamente è più recenti. I ramo dorsale del nervo vago è il più anziano dei due e si trova anche in tutti i vertebrati, dai pesci agli esseri umani e ad altri mammiferi. Viene spesso chiamato il "vecchio vago".

Gli stati vagali ausiliari sono descritti dalla teoria polivagale. Il vago dorsale, funzionando da solo, provoca l'arresto metabolico. Permette agli animali di risparmiare energia riducendo l'importante attività funzionale. Se la paura ci immobilizza; non combattiamo o fuggiamo dalla minaccia, ma ci arrendiamo.

Il circuito vagale dorsale è anche coinvolto nell'immobilizzazione senza paura", che combina l'attività del circuito vagale dorsale e del circuito di impegno sociale. Per essere intimi con un'altra persona, abbiamo bisogno di sentirci protetti e di essere in qualche modo immobili.

Quando gli esseri umani sono in grave pericolo, un rapido e drammatico aumento dell'attività vagale dorsale può causare shock o paura dell'immobilità. Anche se a volte mi riferisco a questa condizione fisiologica come "spegnimento", è davvero un rallentamento significativo nei mammiferi. La paura può immobilizzarci, come nel congelamento e nella finta morte. Un topo, ad esempio, si blocca quando rileva un predatore vicino.

La teoria polivagale descrive come un'impennata dell'attività del ramo dorsale del nervo vago sia una strategia difensiva che causa uno stato fisiologico di shock o arresto per aiutarci a far fronte a eventi traumatici, pericolo estremo o distruzione imminente, reale o immaginaria, collassando e spegnendosi improvvisamente.

Tuttavia, essere in uno stato vagale dorsale quando non esiste alcuna minaccia o pericolo ci priva della nostra chiarezza, produttività e amore fino a quando non possiamo tornare in uno stato sociale.

Quando **l'attività vagale dorsale è lieve** ma persistente, il **correlato emotivo è la depressione**.

Molti individui definiscono il loro umore come "depressi" in una conversazione regolare senza aver avuto una diagnosi da uno psichiatra o uno psicologo, questo è sbagliato.

Le persone depresse perdono interesse per hobby precedentemente piacevoli. Perdono l'appetito o soffrono di problemi digestivi. Diventano pigri, solitari, apatici, indifesi e asociali.

Possono avere difficoltà a concentrarsi, ricordare fatti o formulare giudizi e soffrire di fibromialgia. Questi sono tutti segni di attività nel ramo dorsale del nervo vago.

La letteratura medica si è tradizionalmente concentrata sulla fisiologia dello stress cronico, mentre la depressione cronica ha ricevuto meno attenzione. Quando i clienti vengono da me con una diagnosi di depressione o mostrano un comportamento depresso, trovo che la loro condizione sia generalmente accompagnata dall'attivazione del ramo dorsale del nervo vago.

L'evento scatenante può essere definito come uno shock o un trauma e la sua conseguenza come "spegnimento". Di fronte a un pericolo estremo e/o alla prospettiva della morte, è normale dissociarsi dal proprio corpo, per chiudersi fisicamente, emotivamente e psicologicamente e persino svenire.

Dopo che la minaccia è scomparsa però, dovremmo tornare all'interazione sociale e "tornare ai nostri sensi". Ma la paura immobilizza molte persone a un certo livello. In questo caso, il circuito vagale dorsale può essere attivato cronicamente.

La depressione e i comportamenti depressivi mancavano di una base fisiologica prima della teoria polivagale. Forse è per questo che trovare terapie sicure ed efficaci,

+ per stati come la depressione è stato così difficile.

Il legame tra il sistema nervoso autonomo, le emozioni e il comportamento è alla base della teoria polivagale. La teoria ha suscitato un crescente interesse tra psicologi, psichiatri e una varietà di terapisti del trauma. Con essa, si mostra nella pratica, come l'attivazione del circuito di interazione sociale "mette i freni" sugli altri circuiti e ci solleva da uno stato vagale dorsale cronico o simpatico.

La catena simpatica spinale o il ramo dorsale del nervo vagale possono essere stimolati in stati di difesa in contesti tipici di minacce di sopravvivenza. Quando il contatto sociale è combinato con uno di questi circuiti, tuttavia, lo spettro della condotta umana viene ampliato impedendo all'individuo di diventare difensivo. Quando il coinvolgimento sociale e la catena simpatica spinale si uniscono, le azioni amichevoli, come il combattimento per gioco, sono abilitate, è al centro dell'attività umana del gioco. Le persone potrebbero essere fisicamente vicine l'una all'altra e godere di grandi sensazioni di affetto.

SEGNI E DISTINTIVI DI ATTIVITA' VAGALE DORSALE

Tutti veniamo esposti a continui stress e pressioni psicologiche e fisiche dalla società moderna, il ritmo è troppo frenetico per il nostro sistema nervoso autonomo. Di fronte alle avversità, possiamo sentire una varietà di effetti fisici e mentali indesiderati se non siamo socialmente impegnati. Una reazione è la mobilizzazione del circuito simpatico spinale, che è caratterizzato da azioni di lotta o fuga.

L'attivazione del circuito vagale dorsale provoca l'altra risposta: i nostri muscoli e tessuti connettivi perdono il loro tipico tono, diventano morbidi e zoppicanti e i nostri corpi diventano pesanti. I nostri muscoli appaiono flaccidi agli altri. Ci vuole un'enorme quantità di lavoro per svolgere anche un incarico modesto.

Di solito ci sentiamo impotenti, apatici e senza speranza in questo stato. La nostra frequenza cardiaca rallenta e la nostra pressione sanguigna scende, mentre il sangue scorre lontano dalla periferia del corpo verso il nucleo. Gran parte del sangue, che normalmente andrebbe alle braccia e alle gambe per consentire una reazione di lotta o fuga nell'attività della catena simpatica spinale, viene retratto al torace e alla pancia per mantenere al minimo i processi viscerali fondamentali. Di conseguenza, le nostre mani e i nostri piedi si sentono umidi e freddi.

Quando siamo in uno stato vagale dorsale, spesso sperimentiamo dolori sparsi nel corpo. La maggior parte dei clienti crede che i muscoli tesi siano un problema; quindi, i terapisti massaggiano il corpo dove fa male o dove i muscoli sono rigidi. **Tuttavia, quando un massaggiatore allevia**

il dolore in un'area, spesso torna, o un altro disagio appare spesso in un'altra.

I massaggiatori che credono di aver fatto un buon lavoro facendo sentire elastico un muscolo una volta duro possono trovare questo sconcertante. "Ora ho dolore altrove", risponde il paziente, negando che tutto ciò che abbiamo fatto abbia aiutato. Di conseguenza, il terapeuta insegue il dolore da una posizione all'altra, senza che il paziente si senta meglio. La fibromialgia è una diagnosi comune per questa malattia.

Piuttosto che massaggiare un luogo doloroso, la tecnica migliore per curare questa condizione è quella di **sollevare l'individuo da uno stato vagale dorsale attivando il circuito ventrale, come con l'esercizio di base (vedi Seconda parte).**

Quando siamo in uno stato di shock o spegnimento, ci sono anche una serie di altri sintomi che possiamo notare: il viso perde il suo colore; l'espressione facciale rimane statica e i muscoli facciali si abbassano. Anche la prosodia (espressività vocale) è cambiata. Non c'è lucentezza negli occhi, che appaiono tristi e morti. È anche possibile che abbiamo una pressione sanguigna bassa, che potrebbe portare a vertigini o svenimenti (sincope vaso-vagale). Poiché i nostri muscoli sono sottotono, la nostra pressione sanguigna non ha bisogno di essere alta per forzare il sangue attraverso la ridotta resistenza nei muscoli.

La POTS può anche essere causata dallo stato vagale dorsale (sindrome da tachicardia ortostatica posturale). Quando le persone con POTS si alzano, la loro pressione sanguigna diminuisce e svengono. Spesso mostrano segni di deregolazione del sistema nervoso autonomo. Uno squilibrio nella regolazione del sistema nervoso autonomo sul flusso sanguigno e sulla pressione sanguigna sembra essere la radice di molti sintomi di POTS. Quando ci alziamo, il sistema nervoso autonomo regola i cambiamenti essenziali nel tono vascolare, nella frequenza cardiaca e nella pressione sanguigna. Il sistema sembra essere sbilanciato in POTS e il sangue non scorre nelle posizioni appropriate.

La sudorazione o la nausea possono comparire. Ci può essere una mancanza di controllo della vescica e dello sfintere anale in situazioni estreme, come shock improvviso e acuto. La respirazione rallenta e ogni respiro è molto più corto. Di fronte a un pericolo estremo, la nostra consapevolezza mentale si rivolge verso l'interno o addirittura svanisce totalmente, con conseguente dissociazione o separazione della coscienza dal corpo. Non siamo nel momento presente e potremmo sentirci come se stessimo vivendo un'esperienza fuori dal corpo, come se stessimo osservando gli eventi da lontano.

La stimolazione del vago dorsale riduce anche il flusso sanguigno ai lobi frontali del nostro cervello. Le nostre funzioni superiori si trovano in questi lobi; i lobi frontali sono impegnati nel linguaggio e nei processi di volontà. Per "volontà" intendo elaborare un piano per realizzare qualcosa e tenere traccia dei nostri progressi.

Dopo un evento terribile, spesso affermiamo di non avere alcun ricordo di ciò che è accaduto.

La dissociazione è qualcosa che accade molto di frequente in questo stato. La stimolazione continua del nervo vago dorsale ci mantiene in uno stato fisiologico di allerta, secondo la definizione. Possiamo essere presenti a un raduno ma non partecipare ai colloqui; possiamo essere letargici e indifferenti. Non possiamo fissare obiettivi a lungo termine o fare sforzi per apportare cambiamenti che ci avvantaggeranno. L'attivazione cronica del ramo dorsale del nervo vago contribuisce alla depressione.

Quando non abbiamo paura, però, l'attivazione vagale dorsale ha una conseguenza molto diversa.

L'ATTIVAZIONE DEL VAGO VENTRALE HA UNA VARIETÀ DI EFFETTI

La reazione sociale del sistema nervoso autonomo è rappresentata da questo circuito, noto come **Social Engagement System (SES).** Cerchiamo il contatto oculare e corporeo con l'altro individuo attraverso il SES, che ci consente di alterare il nostro stato neurofisiologico dall'interazione con lo stimolo stesso (sia esso un uomo, una donna, un animale, ecc.).

La classe dei mammiferi, che comprende gli esseri umani, ha sviluppato un sistema nervoso sofisticato che contiene circuiti vagali sia ventrali che dorsali. I mammiferi sono un passo avanti rispetto ai rettili in cima alla scala evolutiva. (È importante notare che i rettili contemporanei non sono gli antenati evolutivi dei mammiferi; i rettili primitivi e ora estinti lo sono.)

Solo i mammiferi hanno un circuito ventrale, che è il ramo ventrale del nervo vago, nell'intero regno animale. Per attivare il circuito vagale ventrale, l'individuo deve sentirsi al sicuro sia nell'ambiente che nel riscontro fornito dai nervi propriocettivi che monitorano ciò che sta accadendo nel corpo.

Quando siamo fisicamente attivi o immobili, il circuito vagale ventrale viene attivato. Esso, insieme ad altri quattro nervi cranici, provoca lo stato di impegno sociale (CN V, VII, IX e XI). Il concetto di "rilassamento" nel modello tradizionale del sistema nervoso autonomo, con la sua oscillazione a due stati tra stress e rilassamento, è significativamente più complesso del coinvolgimento sociale. Possiamo riposare e ripararci nello stato vagale ventrale. Non abbiamo paura e abbiamo la possibilità di rimanere immobili.

Quando non siamo socialmente impegnati, tuttavia, possiamo sperimentare una varietà di sintomi fisici e mentali indesiderati, come la mobilizzazione del sistema nervoso simpatico (scappa o lotta) o l'immobilità vagale dorsale (comportamento congelato e / o depressivo).

Nonostante il fatto che i rami vagale e dorsale abbiano compiti completamente diversi, non sorprende che Galeno e gli anatomisti successivi non fossero consapevoli del fatto che i rami vago dorsale e ventrale sono entità uniche.

Date queste sfide, la capacità di Galeno di imparare così tanto sull'architettura dei nervi vagali, e con tale precisione, è sorprendente. Nonostante ciò, studenti e professionisti di anatomia, fisiologia, psicologia e medicina sono stati fuorviati per migliaia di anni a causa della sua comprensibile incapacità di distinguere tra i due rami nervosi che condividono il termine "vago".

CONDIZIONI DI STRESS EMOTIVO

Di fronte a doveri, ostacoli o eventi della vita che sono considerati eccessivi o dannosi, il corpo e la mente rispondono subendo uno stato di stress. Ti senti mentalmente ed emotivamente sotto un carico elevato di tensione quando ti trovi in uno scenario stressante. Lo stress è più precisamente definito come lo stato fisiologico derivante dall'attivazione del sistema nervoso simpatico spinale, che provoca una reazione di lotta o fuga.

Una volta si pensava che lo stress fosse l'opposto polare del rilassamento, secondo il tradizionale concetto. Nessuno ha spiegato cosa succede agli organi viscerali nella condizione fisiologica di shock o nel corrispondente stato emotivo di depressione, che entrambi mostrano immobilizzazione indotta dalla paura. C'era anche una mancanza di comprensione delle strutture fisiche nel sistema nervoso che sono responsabili dello shock o dei sentimenti tristi da un lato e dell'impegno sociale dall'altro.

Il nervo vago, a lungo ritenuto responsabile di un singolo stato di rilassamento, è ora accertato che serve due percorsi distinti che attivano due diversi stati di non stress, nessuno dei quali corrisponde esattamente al rilassamento nel vecchio modello del sistema nervoso autonomo, secondo il modello polivagale.

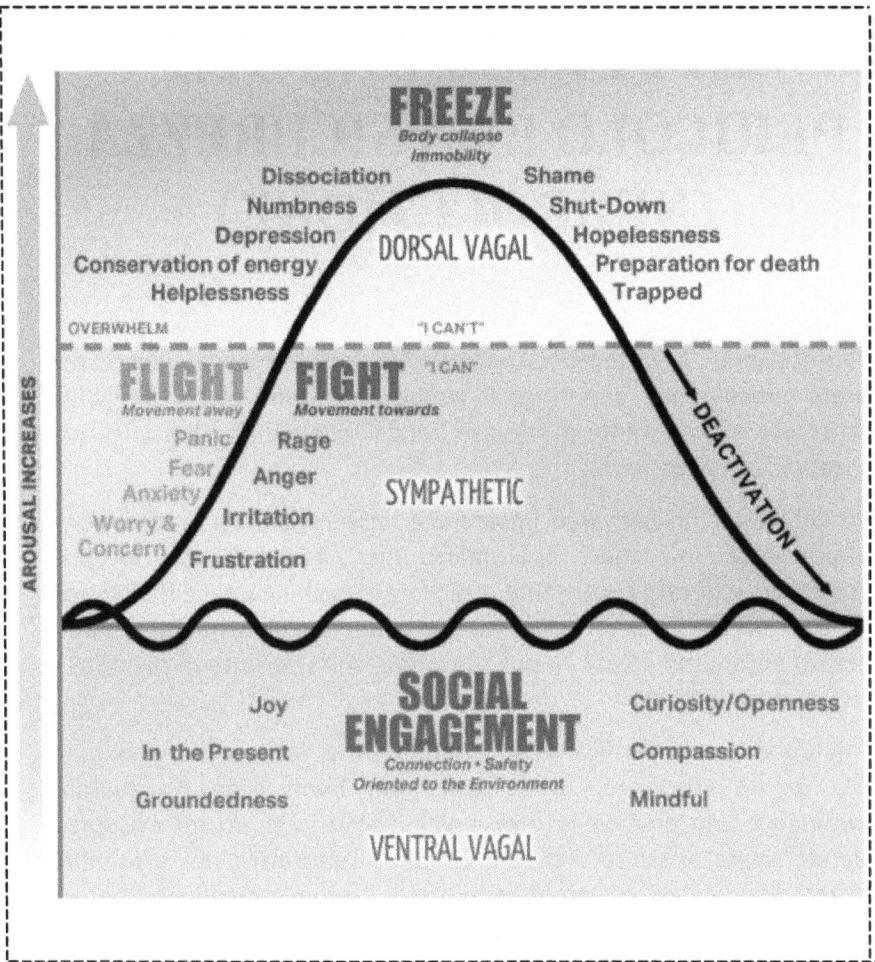

La teroria polivagale

Il sistema nervoso autonomo regola le attività "automatiche" viscerali tra cui digestione, respirazione, desiderio sessuale, riproduzione, ecc.

PARTE 3
LA PERCEZIONE DEL PERICOLO E LA SICUREZZA (NEUROCEZIONE)

"Neurocezione" è un termine usato da Stephan Porges per descrivere questo antico senso, che dirige la nostra attenzione verso l'ambiente circostante e ci consente di rilevare pericoli che vanno oltre la nostra consapevolezza cosciente.

È possibile per un individuo imparare a dirigere la propria attenzione nell'ambiente in modo appropriato per adattarsi alle proprie circostanze, e questo ci consente di esplorare anche nuove difficoltà con calma e sicurezza. È un processo continuo in cui il nostro sistema nervoso autonomo valuta l'input sensoriale sull'ambiente circostante e sul nostro stato fisico.

La neurocezione si verifica nelle regioni di base del cervello, al di fuori della mente cosciente. Agisce come un buon cane da guardia, avvisandoci solo quando le invasioni minacciano la nostra esistenza. Quando siamo al sicuro, i circuiti cerebrali sono attivi per consentire l'interazione sociale e comportamenti di comunicazione amichevoli; quando minacciato, vengono attivate tattiche difensive di combattimento o fuga; e quando sono in grave pericolo, i circuiti neurali vengono spenti.

La maggior parte delle persone ha avuto situazioni di neurocezione quando si sentivano minacciati o in pericolo senza capire come lo sapevano. "Posso voltare le spalle e sapere che una persona che non conosco mi sta guardando", ha dichiarato una volta uno studente. Sento il suo sguardo su di me prima che si avvicini". La neurocezione non è rara, nonostante la mancanza di una spiegazione razionale e della conoscenza dei suoi processi cerebrali.

IL BODY SENSING

È un processo sofisticato più di quanto si pensi, riuscire a sentire il tuo corpo. Fai un respiro profondo, chiudi gli occhi e toccati il naso con un dito. Per la maggior parte delle persone, questo dovrebbe essere un compito semplice poiché il loro cervello è in grado di rilevare il loro corpo e la sua posizione e movimento in relazione al resto del mondo. La propriocezione si riferisce a questa capacità. La domanda è: come funziona questo "sesto senso" e cosa succede quando è in conflitto con gli altri cinque sensi?

I cinque sensi di base–visione, udito, olfatto, gusto e tatto–sono ben noti a tutti noi. Aristotele, che negò apertamente il concetto di sesto senso, stabilì le basi per la nostra convinzione che ce ne siano solo cinque. Il concetto di un sesto senso che ci permette di comprendere i nostri corpi è stato discusso per millenni.

Se o se questa sensazione, che è stata successivamente soprannominata "propriocezione", possa essere considerata un senso in più per andare d'accordo con i cinque stabiliti è ancora in discussione. La propriocezione, d'altra parte, va oltre i cinque sensi per fornirci un senso della nostra posizione fisica in relazione al resto dell'universo.

La pelle del viso è innervata dal nervo cranico V, mentre i muscoli facciali sono innervati da CN VII. **L'accarezzamento del viso in genere ci rilassa e allevia la tensione.** Le persone spesso lo fanno inconsciamente.

È fondamentale per le persone che si stanno ritirando o dissociando per ritrovare una sensazione del loro corpo. Quando faccio trattamenti, non sto tentando di correggere nulla o influenzare la loro struttura muscolo-scheletrica. Non sto rilassando un muscolo, alterando la colonna vertebrale o rilasciando tessuto connettivo.

È sufficiente per me **toccare a malapena la pelle del paziente.** Questo è un metodo semplice per consentire ai clienti di utilizzare i propri sensi per ancorarsi nei loro corpi.

Rimanere radicati e consapevoli del nostro corpo ci aiuta a rimanere vagali ventrali. La consapevolezza del corpo può aiutarci a evitare le emozioni che contribuiscono a una neurocezione errata.

PARTE 4
RAMO VENTRALE COME CONTROLLARLO

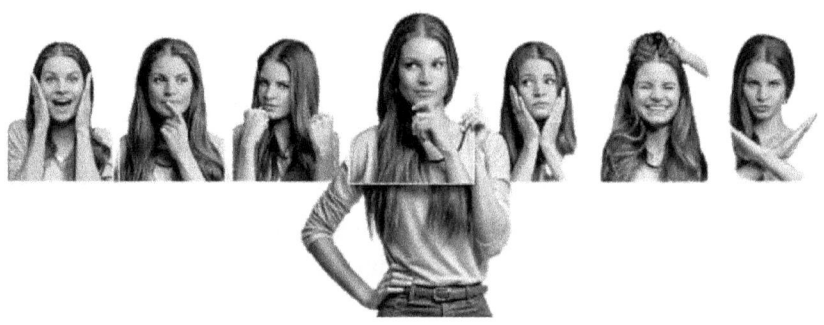

Possiamo capire molto dalle espressioni facciali di un individuo. I sentimenti vengono espressi tramite Il nostro viso. Puoi capire se qualcuno sta guardando e ascoltando con interesse, puoi farlo leggendo i suoi muscoli facciali. L'individuo ti guarda e crea un contatto visivo con te? È sveglio? Può udirti e comprenderti?

L'orbicularis oculi è il muscolo oculare piatto e sferico. (Orbicularis è un muscolo del viso; oculi denota gli occhi.) Tendendo questo muscolo, restringiamo l'apertura che circonda l'occhio, riducendo la quantità di luce che attraversa la lente fino al film.

Stringiamo questo muscolo per strizzare gli occhi quando siamo esposti a una luce intensa, quando desideriamo ridurre l'input visivo, quando c'è qualcosa che non vogliamo vedere emotivamente, o quando vogliamo ritirarci dagli stimoli sensoriali esterni. Tendendo questo muscolo, ci allontaniamo dai segnali visivi presenti. Possiamo ricordare eventi precedenti, immaginare possibilità future o meditare.

La tensione nei muscoli piatti e rettangolari sopra e sotto l'orbicularis oculi apre l'occhio lasciando entrare più luce. I muscoli piatti rettangolari si irrigidiscono come parte dell'espressione emotiva della sorpresa. Aumenta il nostro apporto sensoriale e ci rende più consapevoli di ciò che ci circonda.

Sorprendentemente, esiste una relazione fisiologica tra i neuroni coinvolti nella vista e nell'udito. Durante una presentazione, alcune persone allargano delicatamente le palpebre per sentire meglio l'oratore.

Ci sono due tipi di espressioni facciali: quelle che usiamo per mostrare agli altri come ci sentiamo e quelle che accadono naturalmente.

Valutare obiettivamente la funzione vagale attraverso l'utilizzo HRV

Variabilità della frequenza cardiaca

Questa abbreviazione (HRV) si riferisce a delle variazioni che intercorrono tra un battito e l'altro del nostro cuore, misurato in millisecondi (ms.) per il tempo di un minuto. **Bisogna misurare il tempo che trascorre tra due battiti successivi.**

In sintesi, HRV misura l'impatto del SNA (SISTEMA NERVOSO AUTONOMO) sul nodo seno-atriale, un pacemaker naturale per il cuore situato sul tetto dell'atrio destro. Il riflesso colinergico, CHE IN PRATICA è la risposta antinfiammatoria endogena, è un meccanismo utile per il nostro corpo che ci protegge dall'inizio di malattie.

Il normale aumento e diminuzione della frequenza cardiaca in reazione alla respirazione, alla pressione sanguigna, agli ormoni e alle emozioni provoca variazioni nella quantità di tempo tra i battiti cardiaci successivi.

HRV è un parametro che può essere utilizzato per valutare la salute generale. La variabilità della frequenza cardiaca è elevata quando il ramo ventrale vago funziona in modo efficace. Un numero crescente di studi collega un alto HRV a una buona salute e longevità.

Quando il vago ventrale è poco attivo, il sistema nervoso autonomo ritorna a uno stato di stress o a una condizione di attività vagale dorsale, come dettagliato nella parte precedente. Un HRV basso si verifica quando gli intervalli di tempo tra i battiti cardiaci sono ridotti o inesistenti.

Molte ricerche collegano la scarsa variabilità della frequenza cardiaca a numerosi problemi psicologici. Lo stress post-traumatico, la tensione emotiva e l'SNA da stato elevato. Le persone che si preoccupano più spesso e per periodi di tempo più lunghi hanno un HRV inferiore.

Il basso valore HRV è legato alla scarsa concentrazione e all'inibizione motoria, entrambi i parametri sono segni importanti di ADHD. (Il Disturbo da deficit di attenzione o iperattività) nei bambini.

In termini di salute fisica, si ipotizza che un basso HRV sia un indicatore di salute. Un certo numero di condizioni di salute sfavorevoli possono essere correlate a una riduzione dell'HRV: obesità, neuropatia diabetica, attività del ramo dorsale del nervo vago.

Le persone che soffrono di obesità spesso hanno ridotto l'HRV.

Potremmo credere che le persone in sovrappeso mangino troppo, siano pigre e non abbiano la volontà di modificare il loro comportamento, alcune persone in sovrappeso fanno la dieta e non ottengono miglioramenti. Alcune persone che desiderano perdere peso lavorano con uno psicologo per migliorare la loro immagine di sé.

Non posso fare a meno di speculare: cosa succederebbe se il loro programma per la riduzione del peso includesse l'esame del loro HRV e il miglioramento del loro sistema nervoso di interazione sociale usando l'esercizio di base?

Molte persone con disfunzione sessuale cercano una terapia dal loro medico o la guida di uno psichiatra o psicologo. Una nuova ricerca getta alcune informazioni sulla disfunzione sessuale delle donne, rivelando che potrebbe essere direttamente legata alla loro variabilità della frequenza cardiaca. Ci sono studi che arrivano ad una conclusione simile sulla disfunzione erettile nei maschi, indicando che "lo squilibrio generale del sistema nervoso autonomo è una delle cause della disfunzione erettile".

Studi di HRV hanno dimostrato che l'HRV ridotto è stato rilevato in persone con danno cardiaco, ed è stato correlato con un rischio più elevato di malattia coronarica.

Un basso HRV si collega alla mortalità precoce da vari fattori oltre a problemi cardiaci, come la BPCO. Negli Stati Uniti nel 2014, la

Broncopneumopatia cronica ostruttiva è stata la terza causa più diffusa di mortalità dopo le malattie cardiache e il cancro. Modelli di respirazione diversi dalla tipica respirazione diaframmatica suggeriscono livelli più bassi di benessere fisico e psicologico, e vi è un legame tra la respirazione diaframmatica e maggiori livelli di variabilità della frequenza cardiaca. Nella mia pratica, ho osservato che i clienti con una diagnosi di BPCO hanno pochissimo movimento nel loro diaframma respiratorio e i loro test non indicano l'attivazione vagale ventrale.

Il test HRV, a quanto pare, può fornire utili informazioni diagnostiche e può servire come tecnica di screening rapido per identificare l'attività alterata del sistema nervoso autonomo. La ricerca scientifica conferma

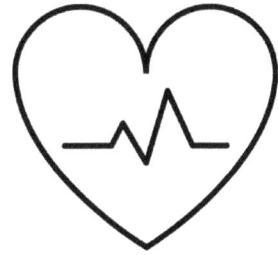

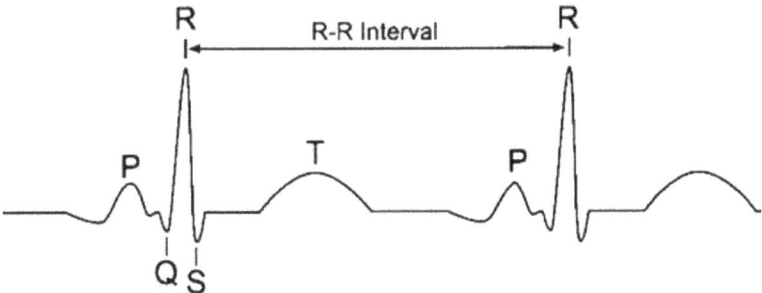

Fig: Traccia elettrocardiografica

che lo stato del sistema nervoso autonomo è un indicatore di problemi psicologici. Può essere interessante esplorare la possibilità di migliorare la variabilità della frequenza cardiaca e la funzione del ramo ventrale del nervo vago come primo passo nel trattamento dei problemi psicologici, senza ricorrere immediatamente a interventi psicologici tradizionali o farmaci da prescrizione. (Vedere il PARTE 6 per ulteriori informazioni su questo problema).

La traccia elettrocardiografica (in figura) ha sempre una certa forma, e un singolo impulso viene identificato come il "complesso QRST". Sopra è un tracciato ECG di due battiti cardiaci. L'intervallo RR è il periodo tra i picchi R di due battiti.

Test per la funzione vagale

Stephen Porges, John Cottingham e Todd Lyon, hanno pubblicato i risultati del loro studio su Physical Therapy nel 1988.

Gli studi hanno dimostrato che la valutazione del sistema nervoso autonomo predice con precisione l'efficacia di una sessione di trattamento pratico. Le implicazioni di questa ricerca si estendono ben oltre il trattamento fisico, a tutte le relazioni.

I tre hanno condotto uno studio scientifico su un gruppo di uomini per valutare lo stato del sistema nervoso autonomo e la sua relazione con i risultati utili di una procedura. Il Rolfing è un trattamento che attraverso il tocco e l'educazione al movimento ripristina l'equilibrio nella struttura corporea.

Test rapido del ramo vago faringeo

Il ramo faringeo innerva la regione della gola immediatamente oltre la cavità nasale e la bocca, sopra l'esofago e la laringe. Il ramo faringeo del nervo vago serve il palato molle e la faringe. Questo nervo controlla la deglutizione e la vocalizzazione.

Il ramo faringeo è trattato in alcuni testi di anatomia e fisiologia molto antichi. Abbiamo anche imparato una tecnica per valutare la funzione del vago, controllando dietro l'orecchio. Questa tecnica, si è dimostrata molto utile nella mia pratica personale di terapia craniosacrale.

Questo test misura anche l'elevatore dei veli palatini, un muscolo innervato dal ramo faringeo. A mio parere, la salute di questo ramo predice la salute di altri rami del nervo vago ventrale.

Il ramo faringeo del nervo vago aiuta il diaframma respiratorio. Quando il muscolo elevatore dei veli palatini è disfunzionale, la respirazione del paziente è irregolare, veloce e superficiale. Poi, una volta che il paziente completa l'esercizio di base e il ramo si riapre, noto una respirazione migliore, più profonda e più lenta.

Sottolineo ai miei clienti la necessità di un ramo ventrale del nervo vago sano. Disegno e descrivo ciò che sto cercando in termini di movimento del palato molle nella parte posteriore della gola. Il loro sistema nervoso autonomo può essere valutato e, se il ramo ventrale del nervo vago ha funzionato male, può essere dimostrato che è stato ripristinato alla funzione appropriata.

Test pratico di funzione del ramo ventrale faringeo

Chiedi all'individuo di sedersi. Quindi chiedigli di aprire la bocca in modo da poter vedere la sua gola. Dovrai osservare l'ugola e gli archi dei tessuti molli su ciascun lato di esso. Sarà necessaria una piccola torcia elettrica.

L'ugola e gli archi sono visibili se l'individuo mette un dito sul retro della lingua e lo spinge verso il basso nel pavimento della bocca. Il palato molle dovrebbe quindi essere più facile da vedere

I muscoli dell'elevatore veli palatini elevano gli archi del palato molle su entrambi i lati, se un lato è elevato mentre l'altro no, indica un malfunzionamento del ramo ventrale sul lato che non viene sollevato.

I muscoli dell'elevatore veli palatini sono incorporati nei tessuti molli su ciascun lato dell'ugola. Il ramo faringeo del nervo vago innerva questi muscoli. Elevano gli archi del palato molle mentre si contraggono. Sono anche collegati alla tromba di Eustachio, che collega le orecchie e la gola e la tira durante il pasto.

Per raggiungere lo stomaco, questi muscoli dovrebbero contrarsi, sollevando il palato molle e limitando l'ingresso di cibo nella laringe e nei polmoni. Quando qualcuno dice "ah", questi muscoli dovrebbero contrarsi. I cantanti utilizzano questo muscolo per elevare la parte posteriore della gola.

Durante una visita, Chiedo all'altra persona di pronunciare "ah-ah-ah-ah" mentre guardo gli archi su ciascun lato dell'ugola. Questi rumori dovrebbero essere percussivi e scattanti, non un suono lungo. Quando vengono si eseguono i suoni "ah-ah-ah-ah", il ramo faringeo del nervo vago ventrale si stringe simmetricamente su entrambi i lati, sollevando allo stesso modo gli archi del palato molle.

Se, c'è una disfunzione del ramo faringeo del ramo ventrale del nervo vago su un lato, gli impulsi nervosi non innervano il muscolo *elevatore veli palatini* su quel lato, e l'arco nel palato molle su quel lato non si solleva quando la persona dice "ah".

Gli esercizi e le terapie illustrate in questo libro, aiuteranno il lettore a uscire da una condizione stressante o chiusa. Vedrai progressi dopo aver fatto gli esercizi di auto-aiuto: il palato molle e l'ugola dovrebbero ora salire simmetricamente su entrambi i lati.

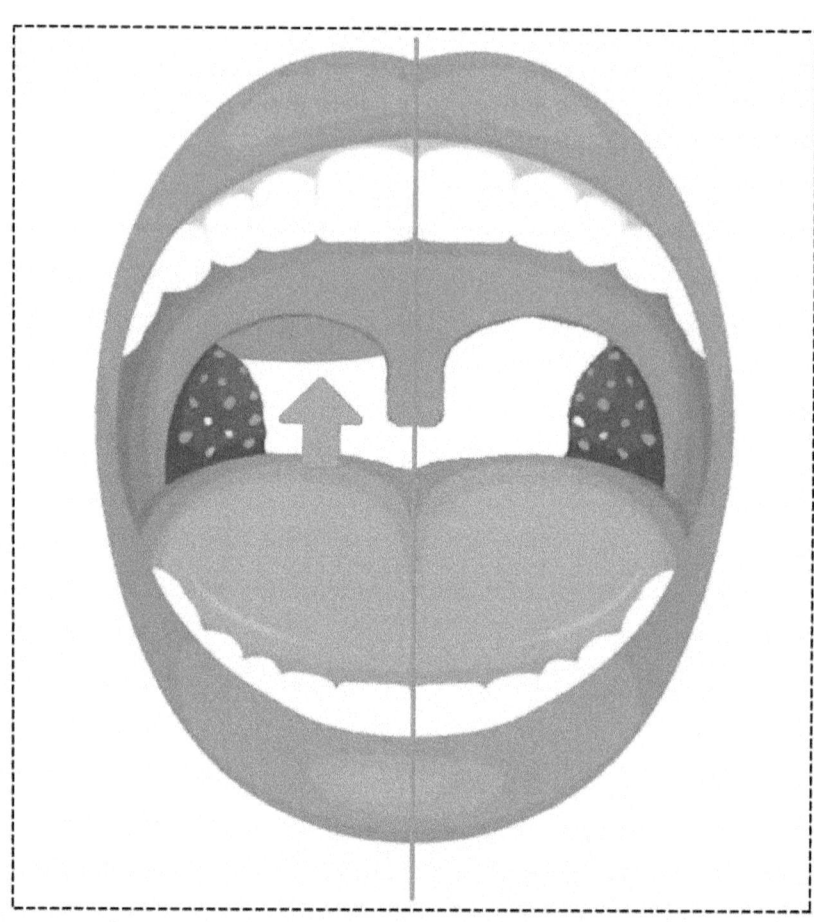

Test del ramo ventrale faringeo

se un lato è elevato mentre l'altro no, indica un malfunzionamento del ramo ventrale sul lato che non viene sollevato.

PARTE 5
LA TEORIA POLIVAGALE NELL'
ERA MODERNA

Malattia, trattamento e prevenzione sono al centro del campo scientifico della medicina moderna. La scienza medica nell'era contemporanea utilizza metodi farmacologici e chirurgici per studiare, identificare, trattare e prevenire le malattie. Anche se il processo non è sempre preciso come per la matematica, la medicina è in continua evoluzione e alla ricerca di nuove ipotesi da testare o confutare usando prove empiriche. Quindi ai medici tradizionali, potrebbe mancare qualcosa nel metodo standard. La disfunzione del sistema nervoso autonomo può essere collegata ad autismo, emicrania, Broncopneumopatia ostruttiva, e altri problemi di salute.

Piuttosto che concentrarsi su una diagnosi o sulla malattia, la comorbilità sta diventando più diffusa. La comorbilità è il verificarsi di molte malattie o malattie accanto a un disturbo principale. Potrebbero essere disturbi comportamentali o psicologici.

Il sistema nervoso autonomo governa gli organi viscerali ed esercita delle funzioni fondamentali al nostro stato emotivo. Tuttavia, i medici raramente lo esaminano, non lo considerano un fattore che contribuisce e non sono istruiti a studiare il potenziale di alterazione del suo stato senza usare farmaci da prescrizione.

Incoraggiare il ramo ventrale del nervo vago a funzionare correttamente ha costantemente ridotto la gravità di numerosi problemi di salute, e quindi il requisito per i farmaci da prescrizione.

Penso che la disfunzione nervosa sia alla radice di molti problemi fisiologici e comportamentali debilitanti.

Disturbi psicofisici

Molte persone non sono consapevoli dei pericoli della stimolazione cronica del nervo vago. I problemi respiratori dovuti alla costrizione delle vie aeree nella BPCO e il dolore cronico non specifico ai muscoli e alle articolazioni, spesso descritto come fibromialgia, sono tutti sintomi dell'attivazione del vago dorsale.

Siamo tutti influenzati dal sistema nervoso autonomo. Il sistema nervoso autonomo e i livelli ormonali influenzano il nostro umore e quindi il nostro comportamento. I cambiamenti nel sistema nervoso autonomo possono aiutarci a modificare il nostro stato mentale o aiutare gli altri a cambiare il loro.

Il potere curativo della teoria polivagale

La disfunzione del nervo vago contribuisce a una vasta gamma di condizioni di salute. Ecco alcuni esempi di trattamenti che possono aiutare per malattie tra cui BPCO, emicrania e disturbi dello spettro autistico.

Questi esempi mostrano il potenziale della teoria polivagale nell'assistenza sanitaria.

Piuttosto che affidarmi a un terapeuta, ho progettato facili attività di auto-aiuto che forniscono gli stessi effetti. Le informazioni contenute in queste pagine possono insegnare a un lettore non addestrato la maggior parte o tutti gli esercizi di auto-aiuto. Questi trattamenti sono efficaci e sicuri.

In un contesto clinico, un terapeuta testerebbe il sistema nervoso autonomo dell'altra persona prima di insegnare gli esercizi di auto-aiuto. Quindi ripetere il test per assicurarsi che siano state apportate le modifiche richieste.

Alleviare la Broncopneumopatia ostruttiva e l'ernia iatale

Un blocco irreversibile delle vie aeree di vario grado caratterizza la broncopneumopatia cronica ostruttiva (BPCO). Essa provoca un infiammazione cronica del tessuto polmonare è un sintomo comune della condizione, che è noto come BPCO (broncopneumopatia cronica ostruttiva). Gli effetti a lungo termine includono il rimodellamento bronchiale, che riduce la capacità di inspirare ed espirare in modo coerente.

La maggiore suscettibilità alle infezioni respiratorie di origine virale, batterica o fungina esacerba questo quadro clinico. Attualmente in medicina, non esiste una cura, ma ci sono una serie di terapie che possono aiutare ad alleviare i sintomi e prevenire conseguenze pericolose. Al fine di ridurre i fattori di rischio, la prevenzione è fondamentale (evitare il fumo di sigaretta in primis).

Il disturbo

Tosse e dispnea, occasionalmente accompagnate da respiro sibilante, sono i sintomi primari di Bpco prima della diagnosi. Molte persone hanno una tosse persistente al mattino che è caratterizzata dalla produzione di muco. In circostanze estreme, la dispnea potrebbe impedire a una persona di svolgere la propria routine regolare come al solito. Di norma, queste persone sono suscettibili a infezioni respiratorie ricorrenti che aggravano i loro sintomi. Questi attacchi diventano più comuni man mano che la malattia avanza.

Mentre l'uso di steroidi e inalanti può migliorare temporaneamente la respirazione, è possibile che possa portare a complicazioni nel tempo.

Com'è possibile che non possiamo curare questo disturbo comune spendendo miliardi di dollari in ricerca medica ogni anno? Abbiamo le domande sbagliate? Non c'è stata ancora una terapia praticabile dimostrata per la BPCO.

Forse ci sono alternative ai farmaci e alla chirurgia. La teoria polivagale mi ha aiutato a capire diversi problemi di fondo con la BPCO, tra cui la disfunzione del sistema nervoso autonomo.

Medici e ospedali fanno test più complicati e costosi, ma spesso ignorano la valutazione della funzione del sistema nervoso autonomo.

Questo è un male poiché il ramo vago ventrale influenza molti altri processi corporei.

Nonostante l'opinione della comunità medica che nessuna terapia tradizionale possa migliorare con successo la ventilazione meccanica di una persona, sono stata in grado di aiutare la maggior parte dei clienti con BPCO a migliorare la loro respirazione.

Sebbene abbia aiutato i clienti con una varietà di condizioni di salute, Sono stata particolarmente felice del mio successo nel migliorare la loro capacità respiratoria.

BPCO E GERD

Il Gerd è una malattia dell'apparato digerente caratterizzata da reflusso cronico, è stato collegato ad un aumentato rischio di recidiva in broncopneumopatia cronica ostruttiva (BPCO), che è principalmente causata dal fumo e, non solo dall'abitudine di fumare sigarette, secondo un'indagine pubblicata da ricercatori danesi. I pazienti con GERD non trattata hanno avuto un aumentato percentuale del rischio di recidiva in asma.

Nella mia esperienza, il trattamento vagale ha apportato miglioramenti in pazienti con queste patologie, aiutandoli ad una maggiore quantità di ossigeno, e i muscoli della respirazione, che erano quasi completamente bloccati nei soggetti con queste patologie.

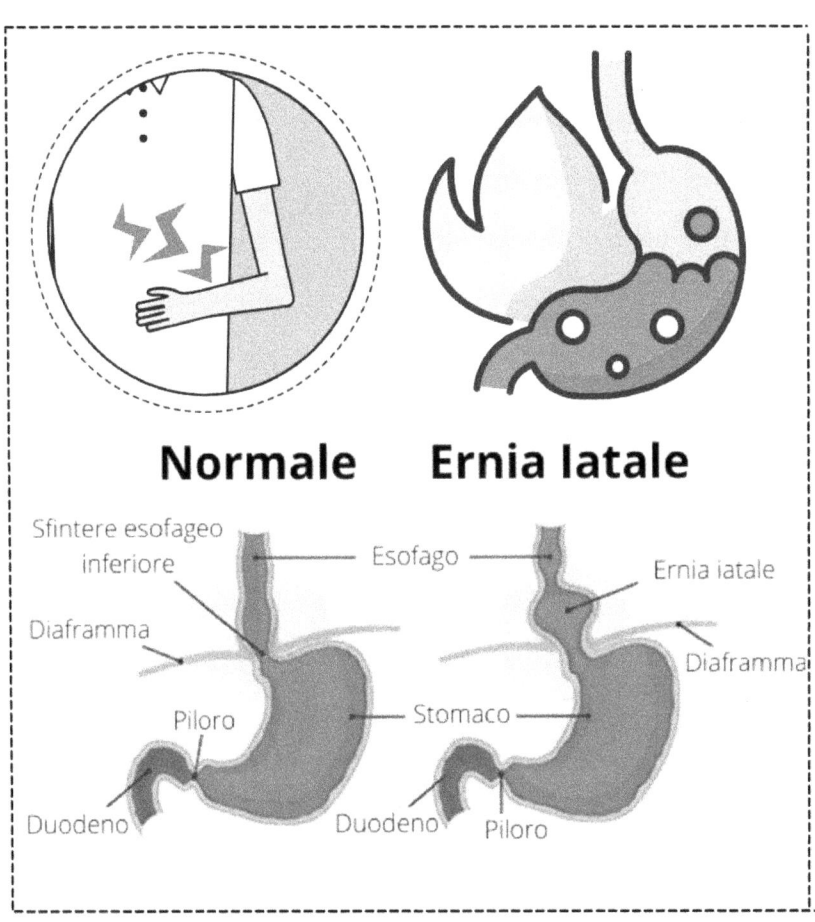

Normale Ernia Iatale

Sfintere esofageo inferiore · Esofago · Ernia iatale · Diaframma · Piloro · Stomaco · Duodeno · Duodeno · Piloro · Diaframma

Ernia iatale

Condizione clinica caratterizzata dalla fuoriuscita di una porzione dello stomaco dall'addome al torace, tramite un foro diaframmatico.

Manipolazione di un'ernia iatale

Di seguito è riportata una tecnica di massaggio viscerale osteopatico per il trattamento di un'ernia iatale. Funziona bene come un semplice esercizio di auto-aiuto.

Esercizio 1

1. Sdraiati sulla schiena con le ginocchia piegate e i piedi piatti a terra
2. Tieni la testa rilassata sul pavimento
3. Metti un peso sullo stomaco e respira, usando la respirazione diaframmatica, assicurati di spingere fuori tutta l'aria
4. Poi inspira lentamente, con la pancia. Devi sentire l'aria espandersi in basso, nella pancia e non nel costato.
5. Fai 4 serie da 10 per 4 volte la settimana.

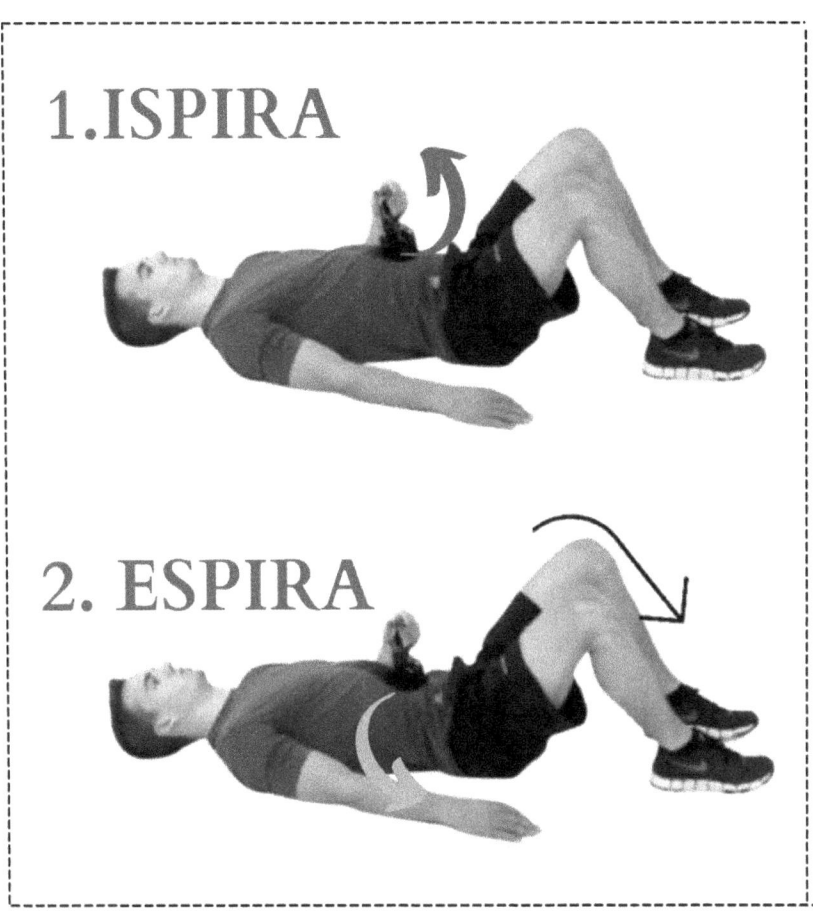

1.Esercizio Ernia iatale

Tecnica di massaggio viscerale osteopati co per il trattamento di un'ernia iatale. Funziona bene come un semplice esercizio di auto-aiuto.

Esercizio 2

1. Sdraiati sul pavimento con un rullo di schiuma perpendicolare alle ginocchia piegate
2. Metti le mani intrecciate dietro la testa
3. Tieni tesa la colonna vertebrale senza fare troppa fatica
4. Non inarcare la parte bassa della schiena e tieni il mento fermo durante l'esercizio
5. Esegui l'esercizio lentamente in su e poi giù per diverse ripetizioni.
6. Nella posizione Bassa, rimani per qualche secondo, devi sentire tirare nel mezzo del costato, dove inizia lo stomaco.
7. Fai 4 serie da 10 per 4 volte la settimana.

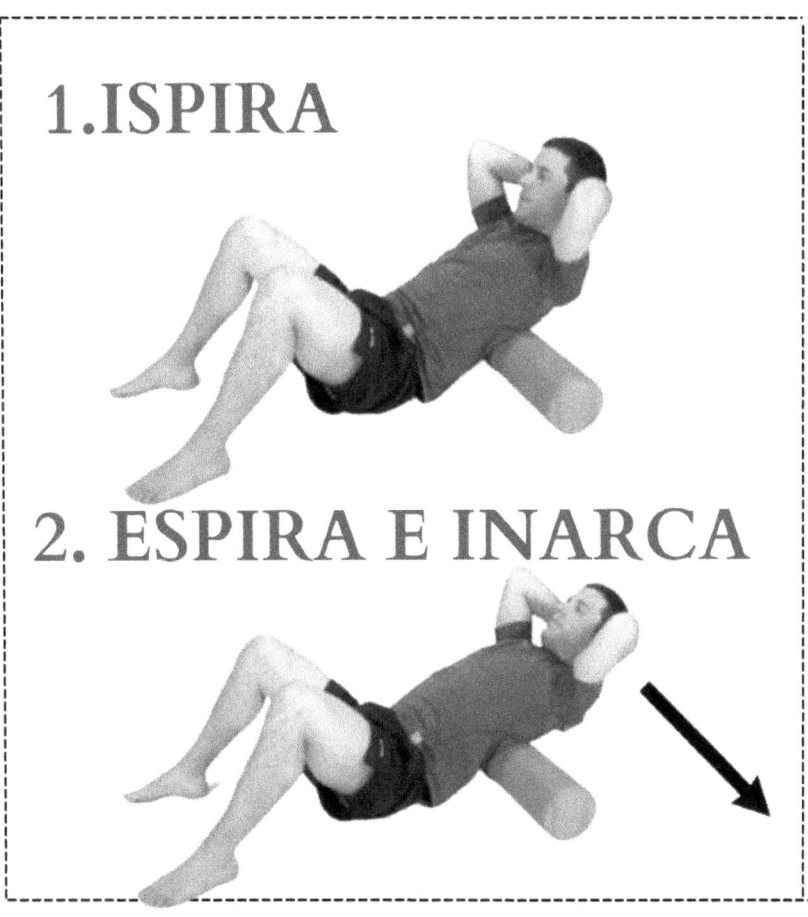

2.Esercizio Ernia iatale

Fai 4 serie da 10 per 4 volte la settimana. Per sentire benefici a lungo termine ripeti periodicamnete gli esercizi con cadenza mensile o bimestrale

Esercizio 3

1. Sdraiati sulla schiena con le ginocchia piegate e i piedi piatti a terra
2. Tieni la testa rilassata sul pavimento
3. Metti le mani posizionate sotto tra le ossa e il diaframma.
4. Poi inspira lentamente, con la pancia. Devi sentire l'aria espandersi in basso, nella pancia e non nel costato.
5. Espira lentamente accompagnando il diaframma con le mani, come a volerlo delicatamente scollare, fin dentro le ossa.
6. Fai 4 serie da 10 per 4 volte la settimana.

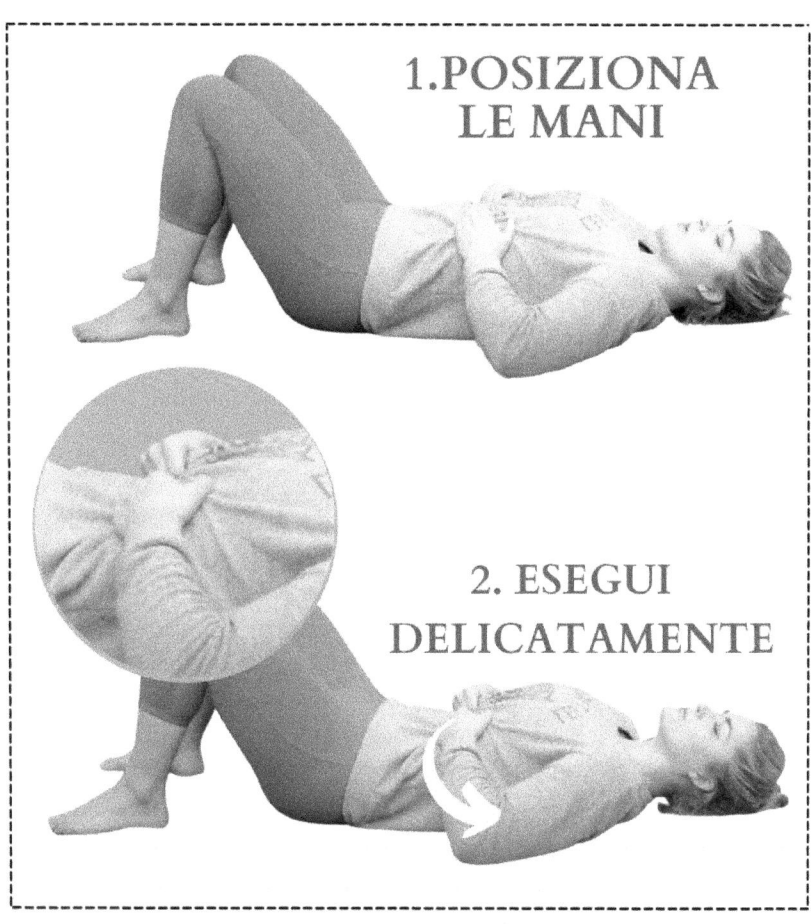

1.POSIZIONA
LE MANI

2. ESEGUI
DELICATAMENTE

3.Esercizio Ernia iatale

Fai 4 serie da 10 per 4 volte la settimana. Per sentire benefici a lungo termine ripeti periodicamnete gli esercizi con cadenza mensile o bimestrale

Queste semplici tecniche di auto-aiuto fanno in modo che, tirando delicatamente lo stomaco verso il basso, sarai in grado di allungare il tuo esofago e respirare più liberamente, sarà anche un ottimo rimedio per l'ernia iatale. Con un esofago rilassato, il tuo stomaco sarà libero di muoversi in una posizione migliore, più in basso nell'addome, un pollice o due sotto il diaframma respiratorio.

L'IMPORTANZA DELLA RESPIRAZIONE

La respirazione è controllata principalmente dal diaframma toracico, un muscolo scheletrico.

I diaframmi sono costituiti da due parti: una porzione tendinea centrale (nota come centro frenico) da cui sorgono i fasci muscolari che si attaccano allo sterno, alle costole e alle vertebre lombari e una porzione sferica irregolare (nota anche come pericardio). Il diaframma ha connessioni con il cuore e i polmoni nella parte superiore (c'è una piccola depressione al centro del diaframma a causa del contatto con il cuore stesso) così come gli organi addominali proprio a causa della sua posizione e funzione come un "divisore" (nell'emisfero destro entra in contatto con il fegato che provoca un leggero aumento laterale, mentre a sinistra con lo stomaco e la milza).

Una corretta respirazione diaframmatica è fondamentale per il coinvolgimento sociale. Ogni individuo che ho visto che sta vivendo lo stress o l'attivazione vagale dorsale ha un modello di respirazione anormale.

La respirazione normale dovrebbe coinvolgere il diaframma che si muove su e giù, accompagnando la respirazione. Per determinare se ciò sta accadendo, poso dolcemente le mani sui lati del torace a livello delle ultime due costole. Posso osservare il movimento laterale delle due costole più basse su entrambi i lati quando c'è una respirazione diaframmatica. **Se c'è un'ernia iatale, tuttavia, sento un movimento laterale a destra ma quasi nessuno a sinistra.**

È necessario un corretto funzionamento delle fibre motorie del vago ventrale per una respirazione calmante ed efficace. Quando il diaframma respiratorio non scende correttamente sulla sua sede, usiamo i muscoli attivati dalla catena simpatica spinale o dal circuito vagale dorsale per poter respirare, diventa un modello di respirazione che non fa uso corretto del diaframma, comunica alle fibre nervose sensoriali che siamo minacciati o in pericolo.

La respirazione diaframmatica offre diversi vantaggi. È largamente usata nella meditazione, che ha dimostrato la sua capacità di migliorare le malattie, tra cui la sindrome dell'intestino irritabile. Depressione, ansia e insonnia.

Altri vantaggi di questa tecnica di respirazione:

- Ti rilassa e riduce gli effetti negativi dell'ormone dello stress cortisolo.
- Riduce la frequenza cardiaca.
- Abbassa la pressione sanguigna.
- Aiuta con i sintomi del PTSD (PTSD).
- Rafforza i muscoli coinvolti.
- Aumenta la resistenza del corpo all'attività fisica.
- Riduce il rischio di lesioni muscolari o affaticamento.
- Riduce la frequenza respiratoria, risparmiando energia.

La riduzione dello stress è uno dei principali vantaggi della respirazione diaframmatica. Lo stress compromette le prestazioni del sistema immunitario. Questo potrebbe renderti più incline alla malattia. La respirazione diaframmatica è comunemente consigliata per i pazienti con BPCO. Poiché la BPCO indebolisce il diaframma, eseguire esercizi di respirazione specifici del diaframma aiuta a migliorare la respirazione. Quando respiri nuova aria ed espiri anidride carbonica e altri gas, il diaframma esegue la maggior parte dello sforzo.

La BPCO e altre malattie respiratorie come l'asma fanno sì che i polmoni perdano parte della loro flessibilità; quindi, non tornano alla normalità quando si espira. **La perdita di elasticità polmonare può creare accumulo d'aria, limitando la capacità del diaframma di contrarsi e assorbire ossigeno.** Quindi il tuo corpo utilizza i muscoli del collo, della schiena e del torace per respirare. Ciò riduce la capacità di assumere ossigeno, limitando la capienza.

Gli esercizi di respirazione ti aiutano a scacciare l'aria intrappolata nei polmoni, aumentando i livelli di ossigeno e rafforzando il diaframma.

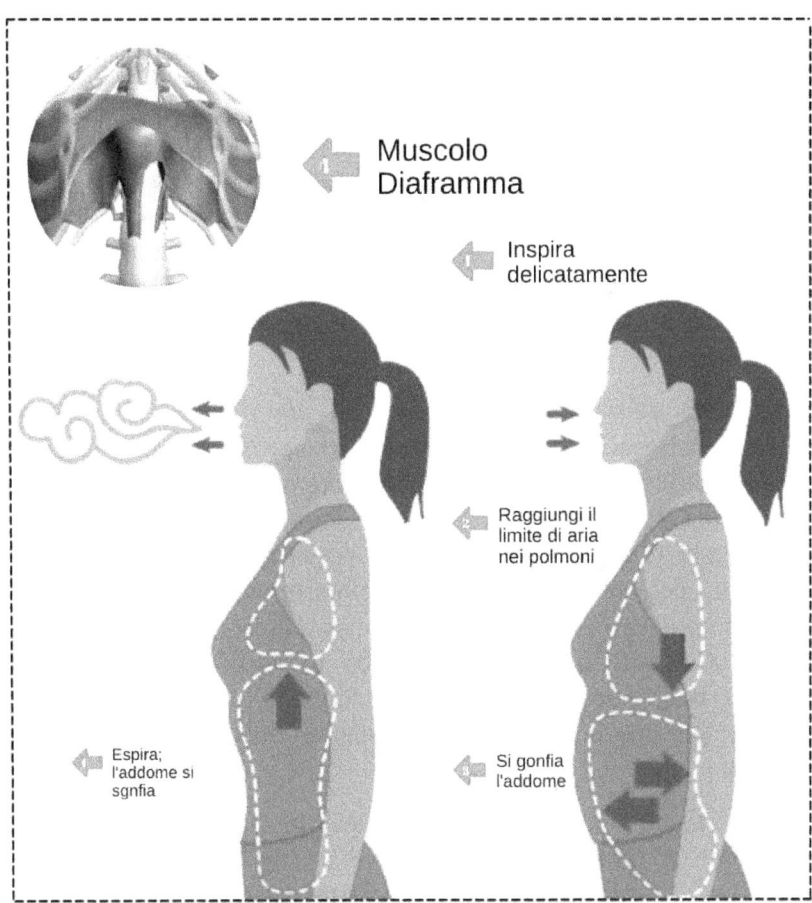

Respirazione diaframmatica

Inspirare attraverso il naso, gonfiando solo la pancia, lasciando il torace immobile; espirare attraverso la bocca, sgonfiando la pancia. Posare le mani sulle costole basse, ti aiuta a notare il movimento e determinare se respiri con la pancia o con le costole.

CN XI, Trapezio e SCM Dolore alla spalla, al collo e alla testa

Oltre ad essere uno dei cinque nervi di "interazione sociale", il nervo cranico XI (noto anche come "nervo accessorio spinale") svolge una funzione muscolare unica. Fornisce nervi al trapezio e allo sternocleidomastoideo (SCM), due grandi muscoli del collo e della spalla. Questi sono gli unici muscoli scheletrici che non sono innervati dai nervi spinali sotto il viso e la testa. Se uno di questi due muscoli è cronicamente rigido o flaccido, reagirà in modo diverso rispetto a qualsiasi altro muscolo del corpo al massaggio e all'allenamento del movimento.

Le difficoltà della spalla sono uno dei tipi più diffusi di disturbi muscoloscheletrici. La disfunzione CN XI spesso provoca disagio e rigidità del collo e delle spalle, e talvolta il semplice miglioramento della funzione di CN X e CN XI con l'esercizio di base è sufficiente per alleviare il dolore e la mobilità limitata in questa regione. Dopo aver completato l'esercizio, possiamo scegliere di esplorare ulteriori metodi per il trattamento di vari disturbi associati a questi muscoli; ad esempio, vedi la terapia di auto-aiuto della seconda parte per l'emicrania. Fare l'esercizio di base sembra aumentare la funzione di tutti e cinque i nervi necessari per una rapida interazione sociale nella maggior parte degli individui.

Tornando ai muscoli trapezio e sternocleidomastoideo, vediamo che la disfunzione del CN XI e / o la mancanza di un tono adeguato nei muscoli trapezio e SCM contribuiscono a una varietà di diversi problemi di salute oltre al disagio e alla rigidità del collo e delle spalle. Emicranie, posizione della testa in avanti, problemi respiratori, attivazione cronica della catena simpatica spinale, stato vagale dorsale cronico e ridotta aspettativa di vita sono solo alcuni di questi sintomi.

Inoltre, il trapezio e SCM hanno un ruolo nello stabilire la forma e la salute della colonna vertebrale. Per di più, la tensione prolungata nei muscoli sternocleido-mastoidi su un lato può alterare il contorno della parte posteriore della testa, appiattendolo su un lato a causa della pressione persistente del muscolo sulle ossa temporali (le placche del cranio dietro le orecchie).

Girare la testa su entrambi i lati dovrebbe essere un movimento fluido e coordinato privo di pause o scatti. La testa dovrebbe avere una gamma di movimento di novanta gradi, o leggermente di più.

Quando le persone ruotano la testa da un lato, spesso si lamentano di una gamma limitata di movimento, rigidità o disagio al collo e alle spalle. Se il disagio o la rigidità si trova sul lato opposto alla direzione in cui muovono la testa, il problema alla spalla è molto probabilmente nel trapezio o nel muscolo sternocleidomastoideo sul lato verso il quale stanno inclinando la testa. Se il disagio è sullo stesso lato della svolta, il problema non è molto probabilmente con il nervo cranico XI, il trapezio o l'SCM, ma con le scapole dell'elevatore. Nella seconda parte, una serie di esercizi soprannominati è inclusa per rafforzare la capacità di movimento laterale del collo. Questo esercizio può essere spiacevole all'inizio, ma con la persistenza, possiamo migliorare la nostra gamma di movimento, l'afflusso di sangue al CN XI e la funzione muscolare trapezio e sternocleidomastoideo.

Scapole ed elevatore muscolare

Con l'esercizio di base e gli esercizi, possiamo migliorare la funzione dei nervi cranici e la rotazione della testa a destra e a sinistra. Tuttavia, potrebbero non essere sufficienti per fornire una completa flessibilità di rotazione della testa, poiché diversi muscoli del collo aggiuntivi sono coinvolti nel movimento del cranio e la tensione in uno di essi può ostacolare la rotazione della testa.

Se soffriamo di disagio al collo sullo stesso lato in cui la nostra testa sta ruotando, il problema non è con il nervo cranico XI, il trapezio o l'SCM. Molto probabilmente, ha origine da un altro muscolo, le scapole dell'elevatore ("sollevatore della scapola"). Lavorare sul nervo cranico XI e sui muscoli trapezio e sternocleidomastoideo quasi certamente non allevierà tutto il dolore e la rigidità in queste circostanze.

Questo insieme di muscoli corre lungo ciascun lato del collo, dalle vertebre superiori alla scapola.

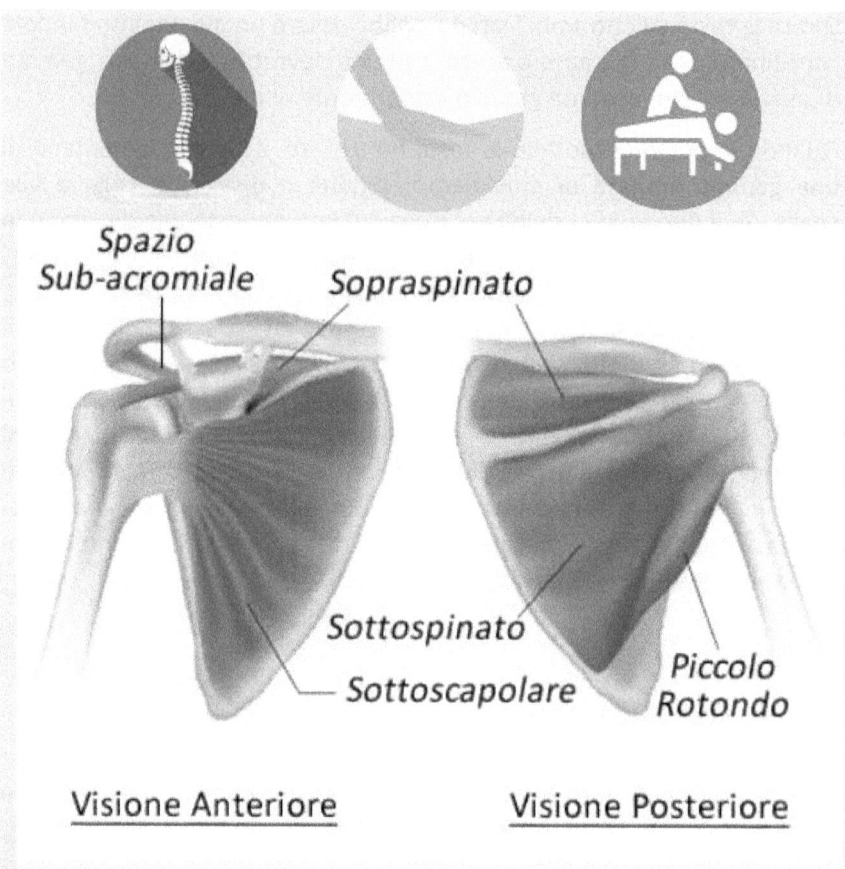

Spazio
Sub-acromiale   Sopraspinato

Sottospinato

Sottoscapolare   Piccolo
                  Rotondo

Visione Anteriore   Visione Posteriore

Il massaggio diretto delle scapole dell'elevatore fornisce un sollievo temporaneo, ma la debolezza muscolare ritorna rapidamente. Il problema è molto probabilmente che le scapole dell'elevatore sono deboli. Pertanto, se si desidera un effetto più duraturo, Tom Myers ha raccomandato di massaggiare il muscolo sopraspinato (intorno alla parte superiore della scapola) per aumentare il tono dell'elevatore scapole.

Benjamin Shield ha raccomandato una strategia diversa. Scoprì che piegando le vertebre cervicali superiori di lato, era in grado di espandere gli spazi tra C1 e C3, alleviando la pressione sui nervi spinali che vanno alle scapole dell'elevatore.

I MUSCOLI TRAPEZIO E STERNOCLEIDOMASTOIDEO

I sintomi muscolari ai trapezi e allo sternocleidomastoideo sono più problematici per quanto riguarda il dolore, rispetto alla rigidità o al mal di testa. In genere, gli individui con disfunzione in uno di questi due muscoli non sono socialmente impegnati e sono predisposti a tutti i problemi che in precedenza ho definito (vedi l'inizio della prima parte). Tipicamente, correggere la funzione di questi due muscoli migliora la funzione del CN XI e può ripristinare l'interazione sociale.

A causa del fatto che questi due muscoli sono innervati da un nervo cranico, sono distinti dal resto dei 660 muscoli scheletrici del corpo, che sono tutti innervati dai nervi spinali. La tensione in uno di questi muscoli aggiuntivi può causare disagio, diminuzione della gamma di movimento e rigidità. Al contrario, la disfunzione dei muscoli sternocleidomastoideo e trapezio è associata a una varietà di importanti problemi di salute che spesso non sono associati a difficoltà muscolari.

I muscoli trapeziali sono una coppia di muscoli superficiali, sottili, piatti, a forma di trapezio che coprono una vasta porzione della parte posteriore del collo, delle spalle e del busto. Iniziano sull'osso occipitale alla base del cranio e si collegano ai processi spinosi delle scapole e di ogni vertebra cervicale e toracica della colonna vertebrale (nel collo e nel busto). I muscoli sternocleidomastoidi corrono lungo i lati del cranio, direttamente dietro le orecchie, dalla punta del processo mastoideo delle ossa temporali. Il muscolo si divide quindi in due parti, che si avvolgono diagonalmente in avanti e verso il basso. Una si collega alla parte superiore dello sterno e l'altra alla clavicola mediale. A causa del fatto che le parti dei due muscoli si uniscono in posizioni leggermente diverse sul cranio, tirano la testa in direzioni leggermente opposte. Inoltre, poiché le pance sternale e clavicolare dell'SCM si collegano a punti separati sul busto, contribuiscono alla rotazione della testa.

I muscoli SCM possono essere paragonati alle redini che consentono a un cavaliere di dirigere il movimento della testa del cavallo.

C'è spesso rigidità in una delle pance dell'SCM, che innesca un torcicollo. Ciò rende la rotazione del collo semplice in una direzione ma difficile nell'altra direzione. Poiché l'SCM è innervato dall'undicesimo nervo cranico, questa rigidità è spesso causata dalla disfunzione del CN XI e quasi di solito si verifica insieme alla disfunzione del nervo vago.

La dottoressa Ida Rolf, una conosciuta terapeuta del corpo, attira la nostra attenzione sul fatto che i muscoli trapezio e sternocleidomastoideo formano l'anello esterno dei muscoli del collo nel suo libro Rolfing. All'interno di questo anello esterno ci sono diversi piccoli muscoli che ci aiutano a eseguire movimenti della testa più fini, sollevando le costole superiori mentre respiriamo e deglutendo.

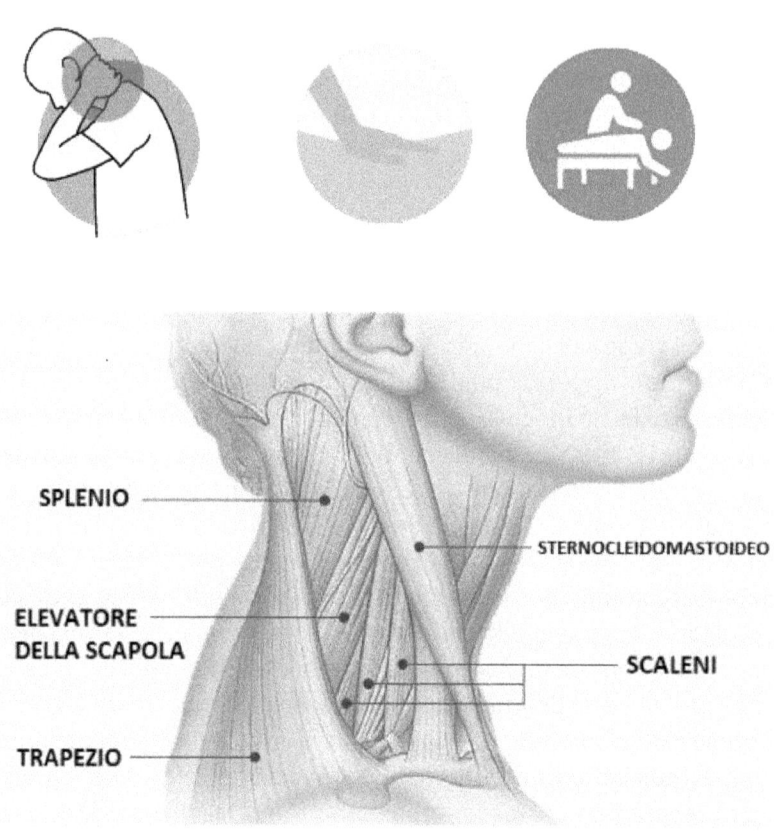

ASIMMETRIA NELLA TENSIONE DEL MUSCOLO TRAPEZIO

Ci sono sempre variazioni di tensione tra i gruppi di fibre che compongono i muscoli trapezio superiore, medio e inferiore. Inoltre, c'è una distinzione tra i lati destro e sinistro. Questo squilibrio nei diversi componenti potrebbe sbilanciare le due spalle.

Poiché il trapezio si collega alla colonna cervicale e toracica, gli squilibri di tensione tra i muscoli del trapezio destro e sinistro contribuiscono alle rotazioni vertebrali toraciche, alle estensioni, alle flessioni e alla flessione laterale. Questo altera lo spazio interno del torace, compromettendo la funzione del cuore e dei polmoni.

In alcuni casi, questa asimmetria potrebbe anche comprimere i neuroni spinali, compromettendo la loro funzione. Alcuni nervi spinali (T1-T4) vanno al cuore, mentre altri (T5-T8) viaggiano verso i polmoni. Altri (T9 e inferiori) forniscono l'accesso a una varietà di organi viscerali.

Quando ispezionate la parte posteriore della testa di qualcuno che ha un torcicollo, potreste vedere che è piatto su un lato. Se questo è il caso, la procedura identica menzionata a pagina 178 per "Tecnica per arrotondare una parte posteriore piatta della testa" può non solo rilassare un muscolo sternocleidomastoideo rigido, ma anche iniziare ad arrotondare la parte posteriore della testa in una certa misura, anche in un adulto.

Un torcicollo è spesso associato a una rotazione dell'atlante, la prima vertebra cervicale (vedi "Atlante" nell'appendice), con conseguente diminuzione dell'afflusso di sangue al tronco cerebrale. Un torcicollo negli adulti può suggerire un problema con l'undicesimo nervo cranico, che è uno dei cinque nervi cranici necessari per il coinvolgimento sociale. Pertanto, risolvere lo stress SCM spesso facilita il nostro impegno sociale.

Questa scoperta non è nuova; esistono migliaia di anni di prove. La Bibbia ha un numero sorprendente di allusioni a persone "dal collo rigido". "Si rifiutarono di ascoltare e avevano dimenticato i miracoli che avevi compiuto in mezzo a loro", afferma Neemia 9:17. Svilupparono un torcicollo e, nella loro rivolta, scelsero un leader che li riconducesse alla schiavitù dell'Egitto.

UNA NUOVA IMMAGINE DI CN XI

Nonostante i loro percorsi divergenti, tutti i rami del CN XI lavorano all'unisono per innervare i diversi muscoli trapezi e sternocleidomastoidi.

CN XI e il vago ventrale (CN X) sono strutturalmente connessi, non solo funzionalmente, come due dei cinque nervi cranici necessari per il coinvolgimento sociale. Due delle illustrazioni CN xi nell'appendice dimostrano una forte relazione tra i rami CN xi e il ramo ventrale del nervo vago dopo che hanno lasciato il cranio attraverso il forame giugulare: le fibre del CN XI si mescolano con le fibre del nervo vago per alcuni millimetri al di fuori del cranio. A parte il fatto che le loro fibre nervose sono mescolate insieme dopo essere sfuggite al forame giugulare, sia CN XI che il ramo vago ventrale hanno origine nel nucleo ambiguo, una striscia di fibre nervose del tronco cerebrale.

Di conseguenza, non sorprende che la funzione / disfunzione del nervo vago si rifletta immediatamente nella funzione / disfunzione del CN XI. Il test per CN XI produce gli stessi risultati dei test per il ramo ventrale del CN X in termini di identificazione della funzione / disfunzione.

IL RAMO VAGO VENTRALE E IL CN XI

Il Trap Squeeze Test per CN XI ci dà un'indicazione della funzione/disfunzione non solo della CN XI ma anche degli altri quattro nervi necessari per l'impegno sociale. Tutti e cinque questi nervi lavorano insieme; se uno è disfunzionale, anche gli altri saranno disfunzionali. Se miglioriamo la funzione di uno, miglioriamo anche la funzione degli altri quattro.

Quando ho iniziato a usare il Trap Squeeze Test per CN XI e la funzione del nervo vago ventrale chiedendo ai miei clienti di aprire la bocca e dire "ah-ah-ah", ho iniziato a notare che ogni volta che c'era una differenza di tensione tra i muscoli trapezi sui due lati, c'era sempre una disfunzione nel vago ventrale come indicato dal test di sollevamento uvulare.

Ho testato le successive ottanta persone che sono venute da me per il trattamento: prima ho testato il loro vago ventrale (con il test di sollevamento uvulare per la funzione di ramo faringeo vagale descritto nel PARTE 4), e poi il loro CN XI (con il Trap Squeeze Test). Ho trovato una correlazione al 100% tra i risultati di questi due test. Sulla base di ciò, mi sono sentito sicuro concludendo che testare i muscoli del trapezio è un valido indicatore di funzione / disfunzione vagale.

Dopo che i clienti hanno fatto l'esercizio di base, li ho testati di nuovo in entrambi i modi e ho trovato miglioramenti sia nel CN XI che nel ramo ventrale del nervo vago.

Il trap squeeze test per problemi alla spalla e al collo

La rigidità del collo e il disagio alle spalle sono due delle preoccupazioni più spesso riportate tra i fisioterapisti. Come accennato in precedenza, questi problemi sono spesso esacerbati dalla mancanza di un tono adeguato nei muscoli trapezio e / o sternocleidomastoideo, che possono essere cronicamente tesi o flaccidi.

La maggior parte dei fisioterapisti, massaggiatori e terapisti del corpo iniziano la loro terapia concentrandosi solo sui muscoli rigidi delle spalle, ignorando le condizioni del sistema nervoso autonomo del cliente. Quando i clienti presentano difficoltà alla spalla nel mio ufficio, baso il mio trattamento sui risultati della ricerca di Cottingham, Porges e Lyon.

Come indica il loro studio, prima di intraprendere qualsiasi altro intervento, è fondamentale avere un nervo vago ventrale sano al fine di ottenere risultati benefici con rilascio fasciale, rilascio miofasciale o rilascio di tensione muscolare in generale. Quindi, inizio testando il ramo ventrale del nervo vago o facendo il seguente test di funzione CN XI. Questo test spesso richiede meno tempo ed è meno invasivo del mio test per la funzione vagale, che richiede ai clienti di aprire le labbra e pronunciare "ah-ah-ah" mentre monitoro il movimento dell'area dell'ugola con una lampada.

Abbiamo semplicemente bisogno di spremere i muscoli sulla parte superiore della spalla per questo esame. Il Trap Squeeze Test dura solo pochi secondi ed è adatto per l'uso con i giovani e quelli nello spettro autistico, con i quali avremmo difficoltà a ottenere la collaborazione per la procedura standard.

Per fare questo tipo di valutazione, devi prima esercitarti su più persone per affinare le tue capacità cinestesiche. È naturale sentirsi insicuri di sé stessi le prime volte che si tenta di testare i muscoli del trapezio. Tuttavia, probabilmente scoprirai che dopo alcuni sforzi, puoi capirlo.

CN XI può essere determinato facendo scorrere, sollevando e rotolando i muscoli trapezi superiori (sulla parte superiore delle spalle, a metà strada verso il collo) e confrontandoli sui lati sinistro e destro. Sebbene il muscolo trapezio sia di vaste dimensioni, è piuttosto sottile.

1. Spremere il muscolo trapezio su entrambi i lati tra il pollice e il primo dito (Figura 2). Mentre la maggior parte dei principianti afferra solo il muscolo, più leggera è la pressione, meglio è.

2. Spremere dolcemente e abbastanza lentamente da consentire al muscolo di sollevarsi leggermente lontano dai muscoli sottostanti.

Figura 2. Test di compressione del muscolo Trapezio

1. Confronta il tono di un muscolo trapezio con il tono del muscolo trapezio opposto. Trovi che entrambe le parti siano ugualmente rigide, o una è più rigida dell'altra? Entrambi i lati dovrebbero idealmente essere morbidi ed elastici. Tuttavia, un lato è spesso più morbido e più elastico dell'altro. Se li stringessi delicatamente e leggermente, potresti sentire che il muscolo su un lato rimane rilassato, morbido e malleabile mentre spingi ulteriormente in esso, ma il muscolo dall'altro lato può irrigidirsi e sentirsi rigido in risposta alla tua compressione, anche se stai applicando una pressione minima.

2. Domanda al paziente. "Quando stringo, le due parti senti differenze?". Se l'individuo risponde che si sente diversamente, chiedo: "Da che parte è più teso?" più della metà delle volte che somministro questo esame, non sono d'accordo con l'individuo che viene testato sul fatto che il lato sia più teso o "più duro". Tuttavia, ho concluso che non fa alcuna differenza per l'esito della mia terapia; l'elemento importante è che sia io che il mio cliente siamo d'accordo sul fatto che ci sia una distinzione tra le due parti.

3. Se siamo d'accordo sul fatto che c'è una differenza, interpreto questo come una prova di malfunzionamento nel CN XI, e deduco che il loro sistema nervoso autonomo non è socialmente impegnato e che sono stressati o si ritirano dorsalmente. Possiamo quindi prendere le misure necessarie per ristabilire la funzione vagale ventrale prima di tentare qualsiasi altra procedura di trattamento.

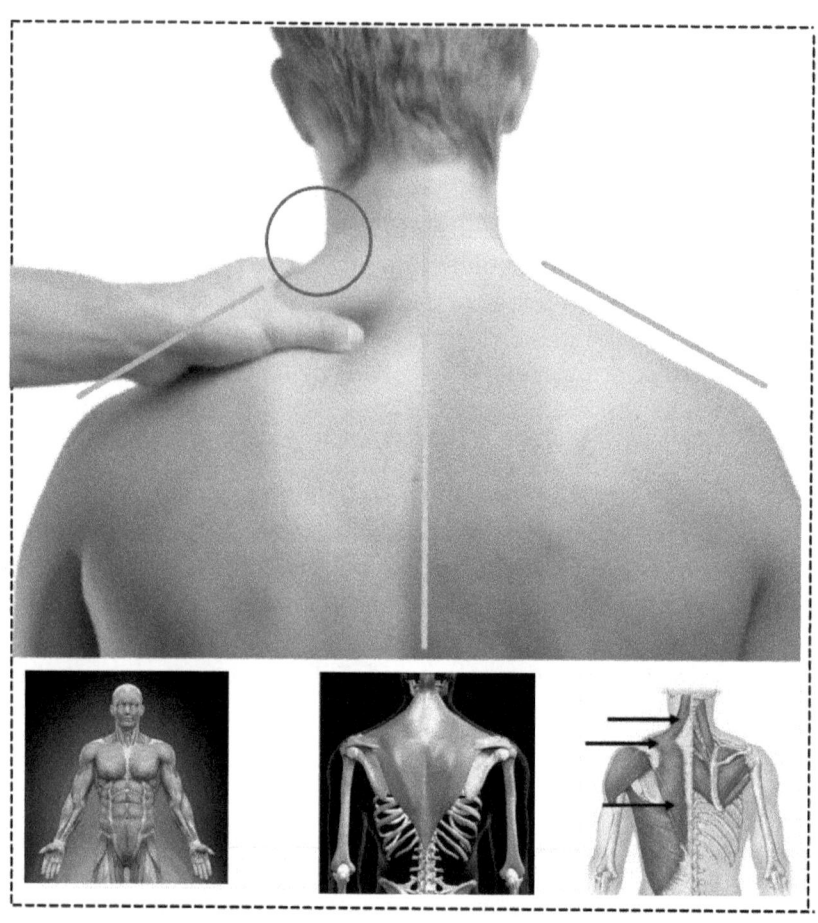

Test di compressione del Trapezio

Confronta il tono di un muscolo trapezio con il tono del muscolo trapezio opposto.

Conseguenze sulla salute di una postura della testa in avanti

La cifosi, o la posizione della testa in avanti (FHP), può causare gravi problemi di salute quando i muscoli trapezio e sternocleidomastoideo sono anormali (Figura 3). Una delle conseguenze di una cattiva postura in generale è una posizione della testa in avanti.

Con l'età, molti di noi perdono la postura; potremmo avere più difficoltà a respirare e sperimentare vertigini periodiche. Queste difficoltà spesso non sono considerate disturbi medici; i medici credono che siano una parte normale dell'invecchiamento e non possano essere prevenuti. Come tale, non esiste alcun farmaco o procedura che possa aiutare ad alleviare questi problemi.

Figura. Posizione della testa in avanti

Quando abbiamo FHP (Forward Head Posture), o postura della testa in avanti, il collo tende a crollare, consentendo alle nostre teste di

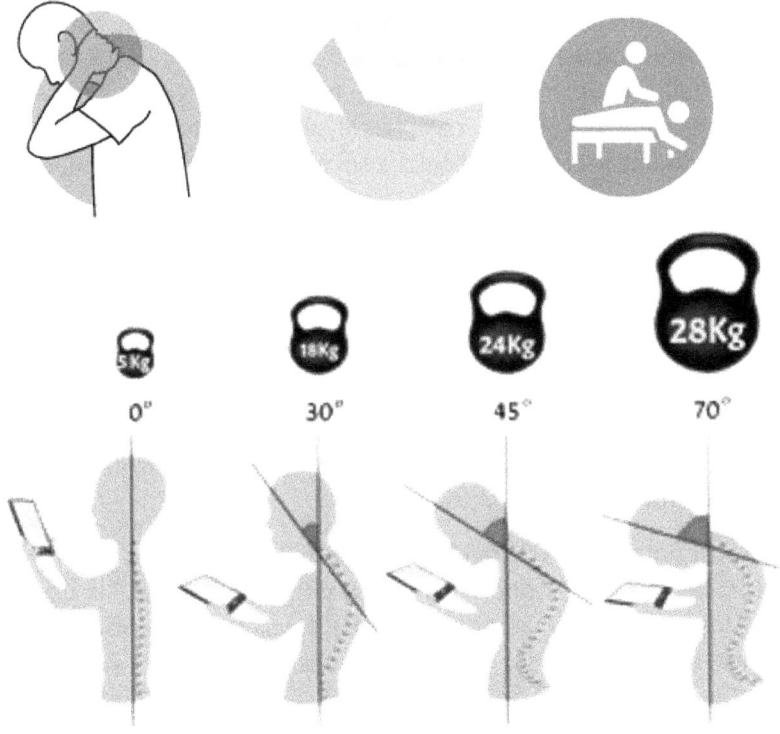

spingersi in avanti. La nostra parte superiore del torace si comprime, facendo spazio al cuore e ai polmoni. Inoltre, la posizione della testa in avanti inibisce l'attivazione dei muscoli che aiutano a sollevare la prima costola durante l'inalazione, con conseguenti difficoltà respiratorie.

Man mano che la FHP progredisce, perdiamo una percentuale crescente della nostra capacità respiratoria. FHP è spesso rilevato in persone che soffrono di difficoltà respiratorie come l'asma o la BPCO. Non sorprende che sperimentino stanchezza generale e scarsi livelli di energia. Inoltre, secondo una ricerca pubblicata sul Journal of American Geriatric Society, hanno un'aspettativa di vita più bassa – più breve anche rispetto alle persone che fumano un pacchetto di sigarette ogni giorno – e un rischio di morte molto più elevato per i clienti più anziani con FHP.

Le menomazioni nella funzione di questi nervi potrebbero anche svolgere un ruolo nella malattia di Alzheimer, nella demenza e nella senilità?

Insieme all'abbassamento della capacità respiratoria, la diminuzione dello spazio toracico interno mette a dura prova il cuore e blocca le arterie del sangue che portano da e verso il cuore. Inoltre, FHP comprime gli spazi tra il collo e le vertebre toraciche superiori, esercitando una pressione sul collo e sui nervi spinali toracici superiori.

La posizione della testa in avanti comprime le arterie vertebrali che danno sangue alla testa, riducendo il flusso di sangue al viso, ad alcune aree del cervello e al tronco cerebrale, che contiene i nervi cranici di impegno sociale V, VII, IX, X e XI. Come si potrebbe immaginare, questo si traduce in un aspetto pallido, una mancanza di espressione facciale spontanea e una mancanza di impegno sociale. Senza un'adeguata circolazione sanguigna a questi cinque nervi cranici, possono diventare disfunzionali e probabilmente ci troviamo in una condizione di stress cronico o attività vagale dorsale.

Numerosi dolori, dolori e rigidità si sviluppano nel tempo a causa della postura degradata. Secondo una e-mail della Mayo Clinic, "la posizione della testa in avanti contribuisce alla tensione muscolare a lungo termine, all'ernia del disco, all'artrite reumatoide e ai nervi pizzicati".

Il Dr. Alf Breig, neurochirurgo e premio Nobel, ha osservato: "La perdita della curva cervicale estende il midollo spinale di 5-7 cm, con conseguente malattia". L'irrigidimento del collo unico di FHP irrigidisce anche l'intera colonna vertebrale. Secondo il Dr. Roger Sperry, premio Nobel per le neuroscienze, "il novanta per cento della stimolazione e del nutrimento al cervello è creato dal movimento spinale".

Gli individui con cifosi hanno spesso difficoltà respiratorie, leggero disagio alla schiena e dolore e rigidità della colonna vertebrale. Possono mostrare apatia emotiva e disinteresse verso ciò che sta accadendo, che è anche un segno distintivo del ritiro vagale dorsale.

Gli psicologi hanno testato anche che chi vive in questa condizione, ha una visione pessimistica della vita, molte volte è depresso cambiando la visione del mondo. Inoltre, avere la testa piegata e interpretato inconsciamente come un segno di sottomissione, più o meno come avviene nel regno animale. I cani abbassano la testa quando si sottomettono. Su un test condotto in Inghilterra su 2000 clienti si è scoperto che solo facendo alzare la testa in modo fisiologico molti clienti miglioravano il loro stato di depressione.

Il nostro orecchio dovrebbe essere un po' sopra la linea mediana della nostra spalla se visto di lato. Tuttavia, con l'avanzare dell'età, molti di noi acquisiscono una posizione della testa in avanti, come mostrato dall'orecchio che scivola in avanti in riferimento al centro della spalla. Siamo spesso bloccati in questa posizione, la nostra parte superiore del torace è schiacciata e la nostra testa non è più in equilibrio sul nostro collo. I muscoli del collo devono contrarsi continuamente per evitare che la testa si inclini più in avanti.

A. I. Kapandji's autore della "Fisiologia delle articolazioni" afferma che "ogni centimetro di postura della testa in avanti, aggiunge dieci chili di peso della testa alla colonna vertebrale." Il cranio ha un peso di circa dodici chili e molti di noi hanno la testa spinta in avanti di due o tre pollici.

La persona nella postura della testa in avanti è venuta da me lamentandosi di problemi respiratori e stanchezza generale. La sua posizione della testa in avanti era causata da muscoli trapezi lassisti piuttosto che da tensioni muscolari. Come notato in precedenza, FHP è spesso il risultato di disfunzioni nei muscoli trapezio e sternocleidomastoideo; il trapezio manca di tono appropriato, mentre le sezioni del SCM rimangono cronicamente strette. Quindi, l'aumento del tono muscolare di questi muscoli riallinea la testa.

Numerose forme di massaggio ed esercizio fisico sono salutari per i muscoli del corpo in generale. Poiché questi due muscoli sono innervati dai nervi cranici, mi riferisco a loro separatamente. L'esercizio fondamentale è il primo passo per ristabilire la tensione normale in uno di questi due muscoli (vedi parte seconda). Vedo spesso che quando un paziente fa questo esercizio per la prima volta, lo aiuta a regolare leggermente la testa.

TENSIONE DEL FHP E MUSCOLO SUBOCCIPITALE

Mentre i muscoli sternocleidomastoideo e trapezio forniscono la testa con movimenti rotazionali sul collo, i piccoli muscoli sub occipitali tra l'occipite e le prime due vertebre cervicali forniscono la messa a punto per questi movimenti. Il triangolo sub occipitale è definito da tre di questi muscoli.

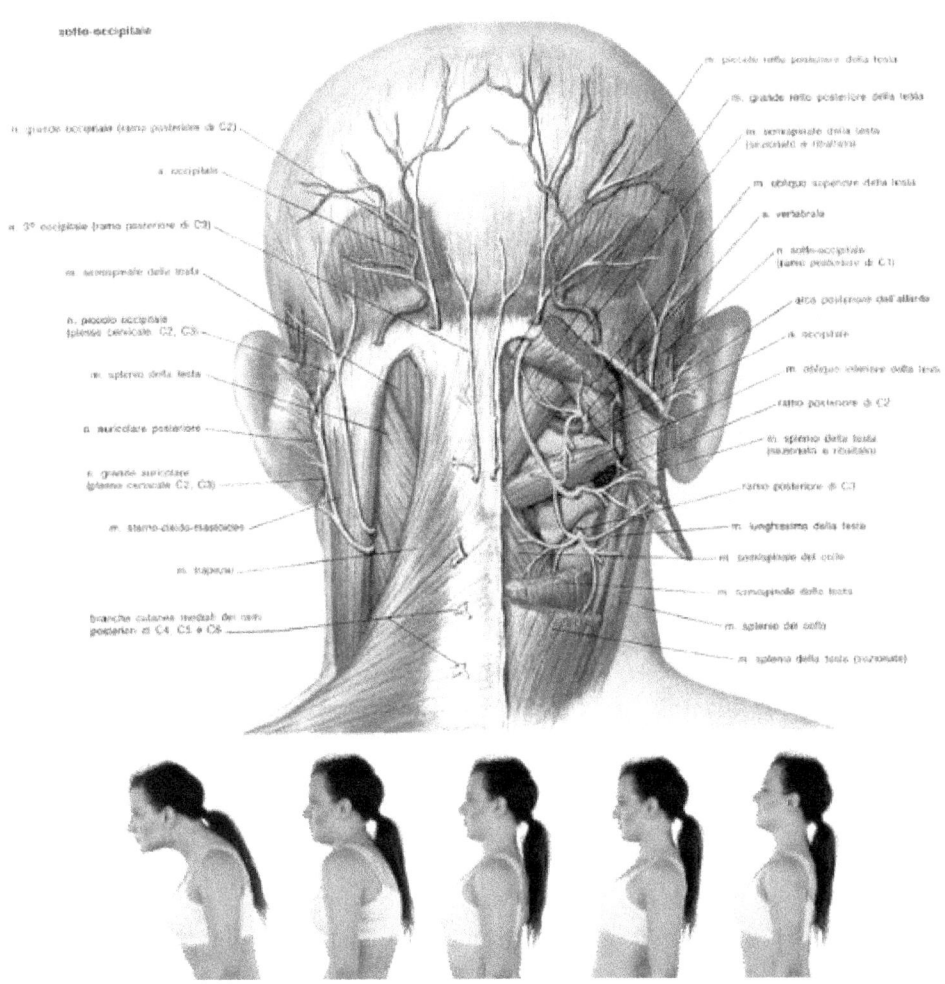

Quando questi muscoli sub occipitali sono contratti, possono esercitare pressione sul nervo sub occipitale (vedi "Nervo sub occipitale" sopra) e sulle arterie vertebrali adiacenti, che sono incorporate nel tessuto connettivo del triangolo sub occipitale. Questo diminuisce il flusso di sangue al tronco cerebrale e ai cinque nervi cranici che sono necessari per il coinvolgimento sociale.

Quando la testa è posizionata in avanti, i muscoli del triangolo sub occipitale si contraggono per evitare che il mento scivoli in avanti sul petto. Se questi muscoli vengono mantenuti in uno stato persistente di contrazione, si irrigidiscono sempre di più, enfatizzando la posizione della testa in avanti e riducendo l'afflusso di sangue al tronco cerebrale.

Non sorprende che così tante persone con FHP riferiscano di dolore al collo verso la base del cranio, dove si trovano questi muscoli sub occipitali. La pressione sui nervi sub occipitali si manifesta spesso come dolore al collo. È interessante notare che alcuni individui con mal di testa esprimono la sensazione di non ricevere abbastanza energia al loro cervello.

Chi soffre di asma, ha una funzione vagale ventrale compromessa. Inoltre, hanno spesso la testa in avanti. Hanno una colonna vertebrale toracica superiore rigida e una limitata capacità di espandere il torace lateralmente durante l'inalazione. La FHP ridotta aumenta la loro capacità di respirare.

Generalmente, l'esercizio di base allevia la tensione nei muscoli sub occipitali. C1 ruota di nuovo in posizione, alleviando lo sforzo sulle arterie vertebrali e aumentando l'afflusso di sangue al tronco cerebrale, che migliora la nostra capacità di coinvolgimento sociale.

EMICRANIA E MAL DI TESTA ALLEVIATI

Le emicranie non accorciano la nostra vita, ma degradano la sua qualità. Ci sono diversi farmaci economici per l'emicrania disponibili, come i (FSNA), o medicinali più specifici. Tuttavia, potrebbero non funzionare sempre per tutti. Alcuni farmaci sono anche proibitivamente costosi e la maggior parte di essi può causare reazioni avverse.

Ventotto milioni dei quarantacinque milioni di individui negli Stati Uniti che soffrono di mal di testa ogni anno soffrono di emicrania.

Oltre a compromettere la qualità della vita, l'emicrania è uno dei problemi di salute più costosi in termini di tempo di lavoro perso. Si prevedeva che questo costo raggiungesse i 17 miliardi di dollari all'anno solo negli Stati Uniti nel 2005.

L'emicrania deriva dalla parola greca che significa "un lato della testa". Se il dolore non è unilaterale, non lo considero un'emicrania. L'emicrania, nota anche come cefalea tensiva, varia in gravità da lieve a grave. Sono spesso forti, occasionalmente palpitanti e durano tra due e tre giorni. Spesso verificano con sintomi di disfunzione autonomica. Lw Crisi emicraniche iniziano bruscamente e spesso si fermano bruscamente; questo distingue l'emicrania da altri tipi di mal di testa, che sono comunemente caratterizzati come "noiosi", "su entrambi i lati della testa" o "come un casco stretto", o che iniziano gradualmente, si sviluppano in gravità e si attenuano gradualmente.

L'emicrania può essere accompagnata da altri sintomi come visione offuscata, nausea, vomito e stanchezza, nonché ipersensibilità alla luce, al suono, all'olfatto e al tatto. Inoltre, possono verificarsi distorsioni visive (aure) e disorientamento. Le donne possono affermare che i loro mal di testa si verificano in una certa fase del loro ciclo mestruale.

I medici spesso classificano le emicranie in base a questi sintomi associati e i clienti spesso desiderano fornirmi informazioni specifiche su questi sintomi, incluso quando sono iniziati i mal di testa e per quanto tempo rimangono. Mentre questa conoscenza è fondamentale per il mio cliente, non mi aiuta a trattarli: sono consapevole che se sono in grado di curare le loro emicranie, anche i sintomi associati si risolveranno. Per trattare con successo un'emicrania, ho bisogno di sapere su quale lato della testa si verifica il dolore e quali muscoli dei due muscoli primari del collo sono coinvolti.

Per illustrare questo, mostro ai clienti quattro illustrazioni di trigger point, che troverai sotto. Le regioni rosse nelle illustrazioni raffigurano i modelli di dolore che potrebbero derivare da vari ceppi muscolari. Chiedo a chi soffre di emicrania di scegliere il disegno che meglio rappresenta il proprio mal di testa e di dimostrarmi esattamente dove sente dolore.

Senza esitazione, tutti sono stati in grado di identificare quale di queste quattro illustrazioni raffigura meglio il loro modello di dolore. Con questa conoscenza, sono in grado di determinare con precisione quale muscolo è danneggiato. Sono particolarmente interessato al modello del dolore, poiché questo indica esattamente dove dovrei intervenire con le mie mani per fornire un sollievo permanente. La mia scoperta di questo metodo alternativo di gestione dell'emicrania non si è verificata in un singolo lampo di intuizione, ma nel corso di molti anni. Nel mio lavoro con Rolfing e altri trattamenti orientati al corpo, la maggior parte dei miei clienti è venuta da me con una lamentela di dolore in alcune parti del loro corpo.

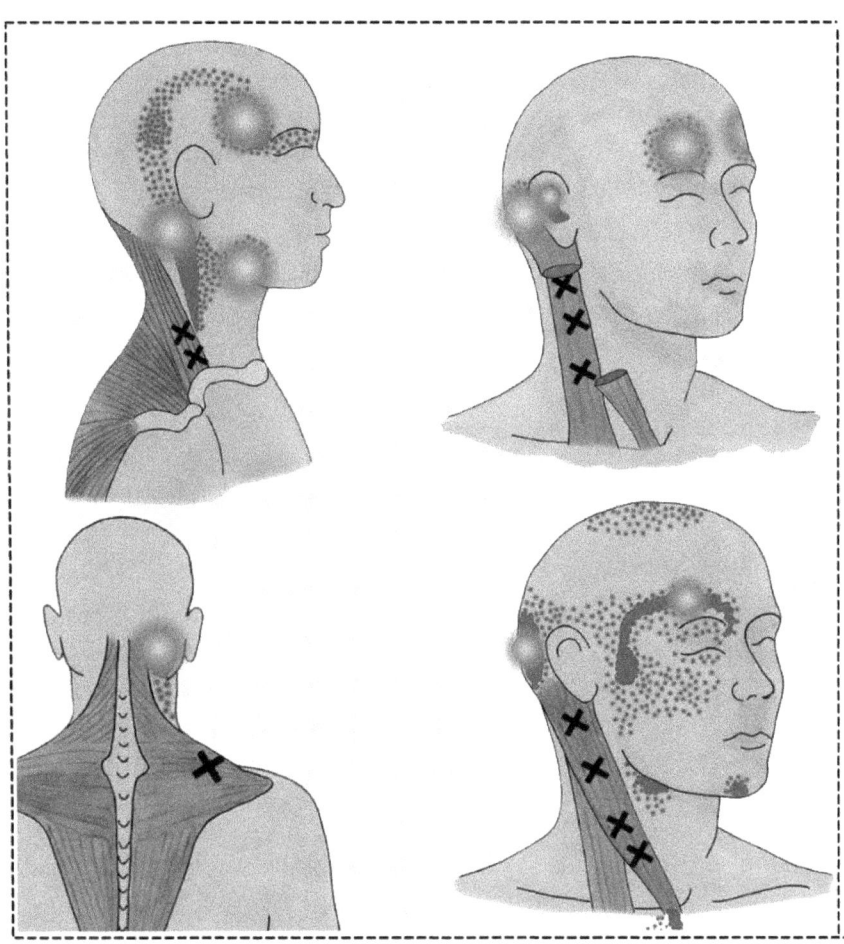

Trigger Point Mal di testa

L'emicrania deriva dalla parola greca che significa "un lato della testa". Se il dolore non è unilaterale, non lo considero un'emicrania. L'emicrania, nota anche come cefalea tensiva, varia in gravità da lieve a grave.

Ho imparato a manipolare i punti trigger per rilassare efficacemente i muscoli e alleviare il dolore dalle opere della dottoressa Janet Graeme Travell (1901-1997). Il Dr. Travell è stato co-autore dei due volumi Myofascial Pain and Dysfunction: The Trigger Point Manual con David G. Simons, MD e Lois Simons e ha lavorato alla Casa Bianca come medico dei presidenti John F. Kennedy e Lyndon B. Johnson.

Il presidente Kennedy soffrì di un significativo mal di schiena a causa delle ferite riportate mentre prestava servizio nella Marina durante la Seconda guerra mondiale. Nel settembre del 1957, dopo il suo sesto e ultimo trattamento chirurgico, divenne frustrato dai rimedi chirurgici per il suo disagio alla schiena. Successivamente, un trattamento cauto che include iniezioni di soluzione salina in punti trigger ha portato un certo miglioramento. Indossava un tutore per la schiena e faceva il bagno più volte al giorno, spesso camminava con le stampelle tranne quando era in pubblico. Tuttavia, Janet Travell è stata in grado di alleviare il suo grave e persistente mal di schiena.

Gli studi del Dr. Travell hanno stabilito che lo stress accumulato in alcuni muscoli, provoca la generazione di modelli distinti di dolore. Mentre la maggior parte dei massaggiatori alle prime armi massaggia solo dove fa male, la tensione muscolare spesso provoca dolore e altri sintomi in tutto il corpo. Il dolore riferito si riferisce al dolore che si verifica a distanza dalla fonte di stress. Il Dr. Travell ha scoperto che il trattamento di alcuni punti specifici nei muscoli, non solo allevia il dolore localizzato, ma ha anche il potenziale per alleviare i sintomi riferiti; li ha soprannominati "punti trigger".

Ogni muscolo ha dei punti trigger. Il terapeuta noterà che al tatto un po' più sodi rispetto ad altre regioni sulla superficie del muscolo; il paziente può anche provare disagio in quei punti. Il massaggio di questi punti trigger allevia il dolore localizzato e allevia anche il dolore trasferito che si verifica a distanza dal muscolo teso. L'emicrania viene alleviata spremendo i punti trigger rilevanti nei muscoli trapezio e sternocleidomastoidei del collo.

Ho ordinato due poster murali che mostrano i punti trigger di vari gruppi muscolari principali. Ogni grafico rappresentava il modello di dolore muscolare, il muscolo interessato e la regione del massaggio necessario per alleviare il dolore. Quando i clienti sono venuti per il trattamento del dolore, ho chiesto loro di indicare il disegno sui poster che corrispondeva al modello di dolore che stavano provando nel loro corpo; questo mi ha permesso di determinare quale muscolo fosse coinvolto e quali punti trigger, indicati da X, dovrei massaggiare per portare sollievo.

Quando ho trattato i punti trigger sui muscoli collegati all'emicrania, i sintomi sono scomparsi in pochi giorni, anche se i clienti li avevano avuti per venti o più anni.

I miei clienti erano spesso stupiti di quanto velocemente trovassi l'area di trattamento appropriata per loro e di quanto bene affrontassi i dolori che i terapeuti precedenti non erano stati in grado di risolvere. I miei clienti hanno ricevuto fotocopie dei disegni muscolari. Possono trattarsi da soli o mostrarlo a un altro terapeuta che li stava trattando se il disagio riemergeva. Circa un terzo delle persone che soffrono di emicrania hanno una capacità innata di prevedere quando si verificherebbe. Questo dà loro l'opportunità di rilassarsi, prendere medicine o, ancora meglio, fare gli esercizi e i massaggi descritti più avanti in questa sezione.

La mia successiva scoperta significativa, che ha portato a un trattamento di successo per il trattamento dell'emicrania, si basava sulle mie esperienze con la terapia craniosacrale biomeccanica. I dodici nervi cranici forniscono informazioni tra il tronco cerebrale e altre sezioni del corpo, in particolare da e verso le regioni della testa e del collo. Uno di questi neuroni, CN XI o nervo accessorio, regola la tensione nei muscoli sternocleidomastoideo e trapezio del collo, con conseguenze sovrapponibili ad uno dei tanti modelli di disagio che assomigliano all'emicrania.

Il trattamento craniosacrale biomeccanico utilizza approcci particolari per sbloccare l'undicesimo nervo cranico nel suo punto di partenza dal cranio. Ottengo i maggiori risultati quando aumento la funzione CN XI prima di alleviare la tensione muscolare con una leggera pressione sui punti trigger. Il sollievo dall'emicrania è quindi più rapido ed efficace. La maggior parte dei miei clienti è piacevolmente felice di vedere un alleviamento dopo la loro prima sessione.

Quando l'undicesimo nervo cranico è disfunzionale, anche il ramo ventrale del nervo vago e il nono nervo cranico sono spesso disfunzionali. Trattare uno dei tre nervi migliora istantaneamente la funzione degli altri due, in modo da non dover trattare ogni nervo individualmente nella pratica. Generalmente, l'esercizio di base attiva tutti e tre questi nervi.

Alcuni esperti in campo di emicrania credono che "le cause alla base dell'emicrania siano sconosciute" e non conoscerne la causa le rende difficili da trattare. Altri studi dimostrano che una serie di condizioni psicologiche possono essere associate all'emicrania, tra cui l'attività del ramo dorsale del nervo vago, l'ansia e il disturbo bipolare. Trovo questo interessante dal punto di vista della Teoria Polivagale. Nel PARTE 6, esamineremo alcune condizioni psicologiche e noteremo che hanno un aspetto fisiologico e sono espressioni di stati vagali non ventrali.

L'emicrania ha una componente muscolo-scheletrica? Sebbene alcuni fisioterapisti e terapisti del corpo ne siano consapevoli, i medici e i ricercatori medici non riconoscono il componente muscolare alla base dell'emicrania. *Dolore miofasciale e disfunzione: Il trigger point manuale* mostra modelli di dolore su un lato della testa causati dalla tensione nei muscoli trapezio e sternocleidomastoideo; questi sono i modelli che mostro ai miei clienti che lamentano emicrania, e con questi possono facilmente identificare il loro modello di mal di testa.

Ho scoperto nel corso degli anni che migliorare la funzione di CN X e XI, seguito dal rilascio della tensione in questi muscoli utilizzando i punti trigger appropriati, di solito allevia efficacemente l'emicrania in pochi minuti. Ho anche avuto successo con alcune persone che hanno avuto emicranie per tutta la vita, per quanto potessero ricordare.

Mi piace insegnare ai clienti come eseguire le tecniche da soli se sono afflitti da un'altra emicrania. Facendo l'esercizio di base, possono prima stabilire la corretta funzione nel loro CN X e XI. Quindi possono trovare e rilasciare i punti trigger appropriati. Questo trattamento non richiede prodotti farmaceutici, non ha effetti collaterali e nessun costo.

Dalla mia esperienza di successo nel trattamento dell'emicrania, credo che la maggior parte dei malati di emicrania possa trattarsi con successo con l'esercizio di base e le tecniche di massaggio di auto-aiuto per l'emicrania descritte nella seconda parte, piuttosto che assumere antidolorifici o sottoporsi ad altri trattamenti convenzionali.

Occasionalmente ho clienti che hanno avuto emicranie per molti anni e hanno provato tutto il resto prima di venire da me. Forse hanno trattato le loro emicranie con antidolorifici da banco e / o prescritti, antidepressivi, beta-bloccanti o farmaci sviluppati per trattare l'epilessia. Uno degli effetti collaterali più comuni di questi farmaci è il danno epatico, che nel peggiore dei casi può eventualmente portare all'accumulo di liquidi intorno al cervello.

Queste persone spesso mi informano che prendono una quantità eccessiva di medicine e vorrebbero ridurre il loro dosaggio. Ricordo un falegname di quarantadue anni che prendeva da quindici a venti antidolorifici da banco ogni giorno ed era preoccupato per gli effetti collaterali negativi, anche se le raccomandazioni del flacone dicevano che la dose massima giornaliera dovrebbe essere di otto pillole. Il mio cliente ha iniziato a prendere il suo primo farmaco antidolorifico nel momento in cui ha aperto gli occhi al mattino, indipendentemente dal fatto che avesse mal di testa o meno. Ha detto che ha preso le compresse come un passo preventivo per evitare di dover aspettare che abbiano effetto se avesse avuto un'emicrania. Si è anche lamentato, però, che gli analgesici non sempre hanno funzionato su di lui.

Il mal di testa da abuso di medicine è un mal di testa causato dall'uso eccessivo di analgesici, i farmaci che i clienti assumono secondo necessità quando si sviluppa un mal di testa.

Molte ricerche dimostrano che l'interruzione dei farmaci analgesici e antiemicranici riduce la frequenza e l'intensità del mal di testa.

L'incidenza di questa forma di mal di testa da rebound, dipende dal farmaco, dal dosaggio e dal tempo di utilizzo.

La caratteristica fondamentale del mal di testa indotto da farmaci è la regolarità. La mancanza di intervalli indolori lo distingue da una crisi di emicrania, che dura da 4 a 72 ore e poi svanisce spontaneamente, ripetendosi, a seconda della situazione. I mal di testa indotti da farmaci sono più comuni e più gravi delle emicranie. Normalmente si sviluppa gradualmente, dura da poche ore a giorni e si ripresenta a intervalli regolari. In queste circostanze, la diagnosi è cronologica. L'abuso di triptano si sviluppa più velocemente dei tipici farmaci antidolorifici e assomiglia all'emicrania.

Per cominciare, gli ho dimostrato come trattarsi con l'Esercizio di Base (vedi Parte Seconda), che è completamente sicuro, semplice da capire e semplice da fare. Poi gli ho mostrato le quattro illustrazioni dei modelli di dolore visti nella maggior parte delle emicranie. Quando ha riconosciuto il disegno che corrispondeva al modello che stava provando, sono stata in grado di determinare quali muscoli dovevano essere rilassati e quali punti trigger nel suo collo avrebbero alleviato la tensione.

La sua prima sessione con me ha ridotto significativamente la frequenza e la gravità dei suoi mal di testa. Se il dolore persiste dopo una terapia, consiglio ai clienti di auto-trattare come menzionato sopra.

GUARITA DALL'EMICRANIA

Una signora con diagnosi di emicrania da oltre dieci anni è venuta da me per chiedere aiuto.

Ogni mese ha avuto un episodio grave della durata di tre o quattro giorni. I suoi antidolorifici erano inefficaci. Ha evitato i fattori scatenanti dell'emicrania riconosciuti come vino rosso, odori forti e luce solare intensa, ma il mal di testa continuava a tornare. Mi ha riferito che, se avesse potuto rimanere a letto avrebbe potuto evitare la crisi.

Questa signora era una giornalista per riviste di bellezza. Poiché lavorava da casa, poteva pianificare le sue scadenze, prendersi un giorno o due di pausa e tornare al lavoro quando si sentiva pronta. I suoi mal di testa le impedivano di uscire e godersi i fine settimana.

Questa signora aveva appena iniziato un nuovo lavoro come giornalista televisiva, rendendo difficile pianificare le sue emicranie. Doveva andare al lavoro e filmare se aveva un'emicrania o meno; quindi, aveva bisogno di una cura più efficace.

Per prima cosa ho valutato il suo vago ventrale (PARTE 4) e l'ho trovato disfunzionale. Poi le ho detto di eseguire l'Esercizio di Base, che ha realizzato senza il mio aiuto. L'ho testata di nuovo e ho trovato il suo nervo vago ventrale che funzionava correttamente.

Poi le ho mostrato le quattro illustrazioni dei modelli di dolore emicranico e lei ha indicato le sue. Le ho mostrato come stimolare i punti trigger con le sue stesse mani.

Avrei potuto usare le mie mani per questa terapia, ma volevo che lei la eseguisse da sola in modo che potesse ricordare la propria memoria muscolare se avesse avuto mal di testa in futuro.

Le ho chiesto di indagare sulle regioni del collo che corrispondevano alle X nelle illustrazioni. Ha cercato i muscoli con la punta delle dita per punti duri o dolorosi. Ha trascurato le aree X che non erano difficili o scomode. Poi le ho chiesto di toccare delicatamente le regioni dure o dolorose fino a quando non le ha sentite rilassarsi o ammorbidirsi. Nonostante le mie istruzioni, si è trattata con le sue stesse mani. La sua emicrania era sparita alla fine della sessione.

Ha passato quattro mesi e mezzo senza emicrania. Quando ha sentito un'emicrania in arrivo, ha completato di nuovo l'esercizio di base e ha massaggiato i punti trigger. Le sensazioni si sono attenuate immediatamente e non sono progredite in emicrania.

PARTE 6 PROBLEMI SOMATOPSICHIATRICI

I medici hanno iniziato a etichettare alcuni problemi di salute come "psicosomatici" decenni fa (il che significa che la mente causa problemi nel corpo). La domanda è se esiste un disturbo somatopsicologico, in cui il corpo influenza la mente.

Il termine psicologia significa "studio della mente" in greco. Il termine "psicologico" al giorno d'oggi denota che uno psicologo o uno psichiatra cerca una soluzione nella mente o nelle emozioni del cliente, più comunemente utilizzando la logopedia.

Il corpo non è stato menzionato nella definizione precedente. Quando Freud iniziò la psicoanalisi per aiutare i clienti con difficoltà psicologiche, usò solo la terapia verbale. Ascoltava e lasciava che gli altri parlasse liberamente. Non ha nemmeno avuto un contatto visivo o guardato i suoi clienti negli occhi. Le persone sono andate in psicoanalisi per anni, spesso più volte alla settimana.

Uno psichiatra deve prima essere un medico. Poi passano attraverso la loro psicoanalisi, che potrebbe richiedere anni. Gli psichiatri scarseggiavano e la maggior parte delle persone non poteva permetterseli.

In contrasto con la psicoanalisi ortodossa, gli psicologi hanno ideato un nuovo quadro. Gli psicologi clinici si laureano in un programma universitario in pochi anni. Usano numerosi concetti della psiche umana e tattiche linguistiche per aiutare i loro clienti a migliorare i loro stati emotivi e modificare le loro abitudini. Cercano risposte a problemi particolari. La terapia psicologica è costosa, richiede il tempo di un esperto in un ambiente one-on-one.

Alcuni terapeuti forniscono un trattamento di gruppo, che è ancora più economico poiché i clienti dividono la spesa. Ma questo processo è più casuale dal momento che tutti nel gruppo contribuiscono, addestrati o meno.

Al giorno d'oggi, dipendiamo dai farmaci per migliorare le nostre abitudini ed emozioni. Dopo una consultazione professionale iniziale per scegliere la prescrizione e la dose, i clienti potrebbero trascorrere mesi senza vedere un medico. I farmaci da prescrizione, sebbene costosi, sono meno costosi della terapia continua one-a-one con psicologi o psichiatri. Tuttavia, man mano che più persone utilizzano questi trattamenti, il costo per la persona, le compagnie di assicurazione e l'economia nazionale cresce.

A parte il fatto che la psichiatria e la psicologia hanno iniziato concentrandosi solo sulla mente, potremmo perdere qualcos'altro che può aiutare con le condizioni di salute che queste terapie sono destinate ad affrontare. Forse c'è qualcosa che possiamo fare in questo momento che è gratuito e non fa male

Questo PARTE si rivolgerà al corpo con rimedi alle difficoltà psicologiche e di salute mentale. Esamineremo le possibilità di controllare i nostri sistemi nervosi, le emozioni e le azioni. Vedremo come le attività di auto-aiuto e gli approcci pratici possono essere sia sicuri che utili.

Sulla base della mia esperienza terapeutica, penso che tu possa trarre beneficio trattando direttamente il sistema nervoso autonomo. Potremmo essere in grado di superare disturbi psicologici e mentali finora intrattabili.

LE EMOZIONI E L'SNA

Siamo amichevoli e comunicativi? Depressi o apatici? O siamo infuriati, aggressivi, spaventati o solitari? Come ci comportiamo con gli altri in questi stati?

Le reazioni delle persone dipendono sia dal loro che dal nostro stato. Le nostre emozioni nascono dall'interazione del nostro sistema nervoso autonomo con le loro.

Tutti noi affrontiamo ostacoli e incertezze e la nostra capacità di vivere bene dipende dalle nostre relazioni con gli altri.

Nel nostro stato, si crea una prospettiva di vicinanza e connessione con un possibile compagno se siamo single e usciamo? Trascorriamo abbastanza tempo insieme se siamo sposati? Le nostre relazioni diventano più forti man mano che condividiamo momenti meravigliosi.

I cinque nervi cranici di impegno sociale sono vitali per la nostra capacità di comunicare e connetterci con le persone. Questi cinque nervi ci aiutano a sentire, formare il nostro discorso e comprendere ciò che dicono gli altri. Possiamo fissare con calma e direttamente l'altra persona, o ci allontaniamo? È più facile portare avanti una tipica conversazione bidirezionale, ascoltare ciò che viene detto e dare un'occhiata all'altra persona per scambiare indizi visivi significativi.

sistema nervoso autonomo e stati emotivi come una moneta. Possiamo migliorare il nostro stato emotivo e passare da uno stato vagale dorsale o di stress all'impegno sociale facendo attività fisiche che migliorano il nostro sistema nervoso autonomo.

CURARE GLI ATTACCHI DI PANICO

I disturbi d'ansia e di panico sono stati uno dei principali oggetti di studio della psichiatria sin dalla fine del diciannovesimo secolo.

L'SNA è un evento comune. Potremmo sentirci in apprensione di fronte a un problema di lavoro, un esame o una scelta importante. I disturbi del SNA sono più di semplici preoccupazioni. Potremmo essere consapevoli della nostra ansia, ma potremmo lottare per limitarla, questo causerebbe un impatto negativo sulla vita quotidiana.

I disturbi d'SNA causano preoccupazione persistente che potrebbe peggiorare nel tempo. Le emozioni potrebbero influenzare le attività quotidiane, tra cui lavoro, compiti a casa e relazioni. I disturbi d'ansia colpiscono fino al 18% degli americani in un anno normale e il 30% per tutta la vita.

La paura è una reazione psicologica a una circostanza spaventosa che coinvolge l'attività del sistema nervoso. La paura può paralizzarci o motivarci a combattere o fuggire (dall'attività della catena simpatica). I segni fisici includono tachicardia, aumento della respirazione, rilascio dell'ormone dello stress, vampate di calore, difficoltà a parlare e sudorazione, gambe molli.

L'SNA è psicosomatica, e non è sempre una reazione a uno scenario di vita reale. Qualcosa potrebbe ricordarci un evento precedente o ispirarci a immaginarne uno futuro. In ogni caso, il pericolo non è imminente. Indipendentemente da ciò, questo stato emotivo è presente nel corpo.

Se qualcuno ci dice di non preoccuparci, non calma il nostro cervello; a volte potrebbe agitarci. "Stai suggerendo che i miei sentimenti sono falsi?" potremmo chiedere.

Gli attacchi di panico sono brevi episodi di paura acuta. Iniziano improvvisamente e generalmente raggiungono il picco entro dieci minuti, ma potrebbero durare per ore. L'eziologia di un attacco di panico non è sempre chiara. In altre circostanze, possiamo risalire a variabili generali come stress, SNA o persino esagerare.

Un attacco di panico è segnato dal terrore. I sintomi includono tremore, tremori, disorientamento, vertigini, nausea e problemi respiratori. La carnagione diventa pallida e si avrà un'eccessiva sudorazione generalizzata. La sudorazione ha un odore particolare.

Gli animali reagiscono rapidamente agli odori emotivi del corpo. Le persone rispondono immediatamente al profumo del terrore negli altri, anche se non ne sono consapevoli. Profumi, deodoranti e polveri per i piedi sono spesso usati per mascherare il terrore e ansia. Quando si saluta qualcuno, una mano umida e una stretta di mano debole sono difficili da mascherare.

Il sistema nervoso simpatico o l'attivazione vagale dorsale implicati nel processo, possono essere trattati con allenamenti o trattamenti pratici.

Le persone che fanno frequentemente l'esercizio di base possono ridurre la frequenza e la gravità degli episodi di panico e persino evitarli.

ATTACCHI DI PANICO CASO STUDIO

Gli episodi di SNA e panico impedivano alla mia cliente di avere un figlio. Il lato destro dell'addome le faceva male.

Quando aveva diciotto anni, le è stata rimossa chirurgicamente la valvola ileocecale, causandole angoscia. Questi problemi sono comunemente associati a colite, disagio allo stomaco e all'inguine, gas, distensione dell'addome e problemi respiratori, tra cui asma e "polmoni freddi".

La valvola ileocecale regola il passaggio del chimo dall'intestino tenue a quello crasso. Massa densa e semifluida generata nello stomaco e nell'intestino tenue durante la digestione. La valvola ileocecale normalmente si chiude, aprendosi solo brevemente per far passare il chimo. La fibra rimanente e i rifiuti vengono impacchettati insieme, formati in feci e rimossi quando il chimo raggiunge l'intestino crasso.

L'apertura errata della valvola ileocecale causa problemi. Può anche rimanere aperto troppo a lungo, consentendo al chimo dell'intestino tenue di fluire liberamente nell'intestino crasso o viceversa.

I sintomi di SNA di questa cliente erano accompagnati da brevi attacchi di disagio addominale acuto sul lato destro (dove si trova la valvola ileocecale o, nel suo caso, era stata localizzata prima dell'intervento chirurgico). Il suo medico era preoccupato per il suo benessere fisico e il successo dell'operazione. Ha effettuato alcune risonanze magnetiche e due indagini laparoscopiche, ma non fu trovato nulla che spiegasse la sua sofferenza.

Quando le ho chiesto perché ha subito l'intervento chirurgico, ha dichiarato che era dovuto al dolore in quel punto. Anni dopo, sentiva ancora dolore allo stesso punto. Il chirurgo non aveva dimestichezza con i problemi d'ansia. Nessun medico aveva mai valutato la funzione del sistema nervoso autonomo.

Il ramo dorsale del nervo vago innerva l'intestino tenue, la valvola ileocecale e l'intestino crasso ascendente e trasversale. Assorbe le informazioni sensoriali dagli organi e controlla il loro funzionamento.

Il mio primo passo è stato quello di valutare il suo sistema neurologico controllando la parte posteriore della gola mentre mormorava "ah-ah-ah". L'ugola si è spostata (indicando una disfunzione del ramo faringeo del nervo vago ventrale, descritta nel PARTE 4). Ho anche usato il Trap Squeeze Test (PARTE 5) per valutare la tensione dei suoi muscoli trapezi. I suoi lati destro e sinistro erano chiaramente diversi.

Il mio obiettivo iniziale era quello di aiutare il sistema nervoso autonomo della donna a divenire vagale ventrale. Le ho mostrato l'esercizio di base. Questo esercizio è fantastico poiché i clienti possono praticarlo da soli. Fare l'esercizio di base ha richiesto poco più di due minuti. Ha detto che si sentiva meglio dopo l'allenamento e non era più nervosa.

Dopo l'esercizio, ho testato i suoi muscoli trapezi, la tensione muscolare era identica su entrambi i lati. Successivamente ho controllato la sua ugola che ora si elevava simmetricamente su entrambi i lati.

Ho anche usato il massaggio viscerale osteopatico per rilassare la valvola ileocecale, che normalmente allevia il disagio all'istante.

Il suo chirurgo credeva che rimuovendo la valvola ileocecale, avrebbe ottenuto un successo. Nessuno ha considerato l'idea che il suo intervento chirurgico fosse stato stressante, lasciando il suo sistema nervoso autonomo in una condizione di attività vagale dorsale fino a quando non mi ha contattato.

Con una terapia adeguata, questa cliente è passata da una condizione di paura paralizzante a un livello desiderato di coinvolgimento sociale. Le ho assicurato che avrebbe potuto eseguire di nuovo la pratica se si fosse mai sentita di nuovo SNA iosa e che avesse fatto da sola.

Poi le ho chiesto di ricordare i problemi precedenti causati dalla sua preoccupazione. Il sol pensiero l'ha mandata nel terrore. Il suo viso divenne subito pallido, perse il sorriso e trattenne il respiro. Così le ho fatto fare di nuovo l'esercizio di base, e lei ha detto che si sentiva subito meglio. Il suo viso sembrava più rilassato e il suo respiro era più profondo. Ha anche detto di aver notato un passaggio dall'SNA alla tranquillità.

Quando l'ho interrogata di nuovo sull'SNA, è rimasta calma e ha indicato che sentiva di poterla gestire da sola in futuro. In fine ho ritestato il suo sistema nervoso autonomo e ho scoperto che era ancora attiva vagale ventrale.

Questi progressi sono stati fatti in una sola sessione. Dopo tutta l'agonia e l'SNA che aveva avuto prima di vedermi, la cliente credeva che fosse un miracolo. Per me, è stato un peccato che il chirurgo non abbia mai valutato il suo sistema nervoso autonomo o sapesse del massaggio viscerale.

Dopo un anno e mezzo, ho ricevuto un'e-mail. Mi ringraziò per il mio aiuto e disse che non era più SNA iosa. Al fine di promuovere la sua salute a lungo termine, le ho consigliato di tornare per un'altra sessione per rilasciare qualsiasi tensione rimanente immagazzinata nel tessuto cicatriziale.

TRATTARE L'ANSIA NEI BAMBINI

"Non c'è nulla da temere", i genitori rassicurano regolarmente i figli. In molte circostanze, la sicurezza di un genitore amorevole o di un amico intimo è sufficiente per far sentire qualcuno sicuro.

Sarebbe molto più utile se l'adulto dicesse: "Mi rendo conto che hai paura". Questo rassicura il giovane, la paura (come altre emozioni) è normale.

"Non c'è nulla da temere", potrebbe dire l'adulto. Andrà tutto bene". Quindi un abbraccio aiuta, così il giovane riceve un piacevole tocco fisico e si rilassa.

TRATTARE LE FOBIE

Le fobie dei disturbi d'SNA possono essere paralizzanti. È una preoccupazione che ha un particolare fattore scatenante che causa SNA o attacchi di panico. La paura è una risposta fisiologica del sistema nervoso simpatico.

Le fobie colpiscono tra il 5% e il 12% della popolazione mondiale. Un confronto con l'oggetto del loro terrore generalmente si traduce in orribili ripercussioni. Vogliono correre ma non possono. Che il loro terrore sia irragionevole e sproporzionato rispetto al pericolo che affrontano non impedisce loro di essere terrorizzati.

Le persone con acrofobia (paura delle altezze) o claustrofobia (paura dei piccoli spazi) sono spesso trattate da psicologi e terapisti. Le loro diagnosi si basano su fattori scatenanti, che possono o meno essere legati a particolari momenti biografici. In passato, qualcuno potrebbe aver sperimentato una persona o uno scenario potenzialmente pericoloso. La pseudo-fobia può anche derivare da un incontro virtuale.

Esistono centinaia di fobie elencate, qualsiasi cosa può causare preoccupazione, illustrando l'ampia portata del problema.

Preferiamo categorizzare ed etichettare le cose per comprenderle meglio. Per comprendere meglio l'attività fisiologica nel sistema nervoso autonomo in tutte le fobie, dobbiamo andare oltre i trigger.

Usando l'esercizio di base, potresti essere in grado di aiutare le persone a superare le fobie (vedi Seconda parte). Simile a come i genitori aiutano i loro figli a rilassarsi e sentirsi di nuovo a proprio agio coccolandoli e tenendoli,

In un intervento psicologico competente, il contatto fisico tra un genitore e un bambino è normale.

COMPORTAMENTO ANTISOCIALE E DOMESTICO

La maggior parte delle persone pensa che la normale condotta umana rifletta buoni ideali sociali. Altri potrebbero non comprendere la mancanza di impegno sociale di una persona.

Alcune persone violente sono persuase che l'altra persona abbia causato una giusta reazione. Gli individui aggressivi credono che i loro atti siano naturali: "Se lo meritava". "È l'unico modo in cui imparerà", potrebbero pensare.

Non è chiaro perché individui apparentemente tranquilli commettano atti violenti.

Ho sentito parlare di un ex detenuto alla radio. Ha trascorso gran parte della sua vita in prigione per vari crimini, tra cui molteplici rapine in banca. Dopo aver lasciato la prigione, è entrato in un programma di recupero volontario che includeva yoga, meditazione ed esercizi di respirazione.

Quando gli è stato chiesto se provasse rammarico per le sue azioni nei confronti delle sue vittime, ha risposto di no, non mentre commetteva le atrocità. "In combattimento, l'avversario non ha volto", ha osservato. Non ha pensato alle conseguenze sugli altri fino a quando non ha interrotto le sue attività illecite ed è entrato in un programma di riabilitazione.

Anche se l'autore di un crimine violento aveva una motivazione ragionevole, la condizione psicofisiologica di lotta o fuga ha guidato i suoi atti.

FUORI DAL PASSATO PER VIVERE NEL FUTURO

Guariremo più velocemente dal trauma se ricordiamo le nostre aspirazioni di vita, lo scopo e / o le ambizioni.

"Qual è il sogno che hai avuto per la vita che hai dimenticato?" Ho interrogato il mio cliente maltrattato. Quindi, cosa vuoi? Ha dichiarato il suo desiderio di provvedere a sé stessa e ai suoi figli. Così ha iniziato a guardare avanti al suo futuro invece di soffermarsi sul passato.

Nella mia esperienza terapeutica, un singolo evento traumatico porta tipicamente a un rapido recupero. Una vittima di abusi domestici, d'altra parte, potrebbe essere stata sottoposta a ripetuti attacchi fisici e psicologici nel tempo, rendendo improbabile una guarigione immediata.

Fino a quando il paziente non è abbastanza stabile da autoregolarsi e operare correttamente, un buon risultato del trattamento comporta ripetuti contatti sociali. Recuperare i sogni precedenti aiuta.

DISTURBO DA STRESS POST-TRAUMATICO (PTSD)

Il disturbo da stress post-traumatico (PTSD), a volte indicato come sindrome da stress post-traumatico (PTSS), è diventato una diagnosi comune. Con le guerre in Iraq e Afghanistan, siamo diventati sempre più consapevoli dell'enorme numero di veterani afflitti da stress post-traumatico.

ATTIVITÀ DEL RAMO DORSALE E PTSD

Le mie terapie PTSD mirano a portare i clienti fuori da uno stato di attività nel loro circuito simpatico spinale o nervo vagale dorsale e tornare all'interazione sociale. Il prossimo passo è tenerli socialmente impegnati.

È sbagliato pensare che l'attività del ramo dorsale sia esclusivamente psicologica e debba essere gestita verbalmente; è una condizione psicofisiologica. I medici in genere trattano i segni mentali dell'attività del ramo dorsale con antidepressivi, che funzionano come stimolanti e risvegliano il sistema neurale. Questo promuove la mobilitazione generale, ma non aiuta a stabilire buone attività sociali o sentimenti di gioia.

Una migliore conoscenza dello stress e della funzione dei rami del nervo vago in vari disturbi mentali e psicologici può aiutare molto. Il ramo vagale dorsale attiva gli organi viscerali, con conseguenti stati fisiologici che esauriscono le risorse e riducono la qualità della vita, non solo per gli individui, le loro famiglie e coloro che li circondano, ma anche per la società. Penso che gli approcci e gli esercizi facili e gratuiti presentati in questo libro possano aiutare un individuo depresso a ritrovare la piena funzione autonoma.

GUARIGIONE DA UN EVENTO TRAUMATICO

Il sistema nervoso autonomo può normalmente autoregolarsi. Se ci sentiamo a nostro agio nel nostro ambiente e nei nostri corpi, siamo più propensi a condividere e interagire con gli altri. Potremmo anche essere immobilizzati per riposare.

La connessione sociale con gli altri in un ambiente sicuro in genere recupera la nostra capacità di socializzare dopo lo stress o la chiusura. Ma non è sempre così. La minaccia o il pericolo potrebbe essere passato, ma il nostro sistema neurologico potrebbe rimanere in una condizione di lotta, fuga o congelamento (dissociazione). Combattere, fuggire o congelare sono i riflessi di sopravvivenza che vengono risvegliati ma non completamente rilasciati.

In un sistema neurologico deregolato, ci dissociamo. Perdiamo il contatto con i nostri corpi, gli altri e il presente. Quindi siamo inefficaci e vulnerabili. "Fuori dal contatto", "non con esso", "accanto a me" sono descrizioni popolari. Il ramo ventrale del nervo vago ha perso la funzione. Il test della funzione vagale delineato nel PARTE 4 lo dimostra.

La chiave per ritrovare la funzione vagale autoregolante è diventare radicati, riconnettersi con i nostri sensi, i nostri corpi e il momento presente. Alcuni di noi traggono beneficio dalla meditazione, alcuni dalla preghiera, mentre altri beneficiano della pesca o di un luogo tranquillo per riflettere.

Nella seconda parte, descrivo le tecniche che ripristinano la funzione vagale ventrale in pochi minuti e aiutano le persone a riconnettersi con sé stesse. Insegno anche un metodo pratico chiamato Tecnica di rilascio neuro fasciale, per aiutare gli altri a riacquistare la funzione vagale.

Se vogliamo ripristinare l'omeostasi del nostro sistema nervoso attraverso la connessione sociale, dobbiamo prima assicurarci che le persone con cui scegliamo di impegnarci siano sane. "Mi sento meglio dopo essere stato con loro?" è un metodo semplice per valutarlo. Abbiamo tutti avuto brutti incontri con le persone.

È richiesta anche pazienza. Aiutare sé stessi una volta rende facile la volta successiva. La regolamentazione è un processo continuo per gestire efficacemente il prossimo problema che si sviluppa.

SNA PER LA CURA DELLA DEPRESSIONE

Le disabilità dovute alla depressione rappresentano circa il 10% di tutte le disabilità mediche negli Stati Uniti e in Canada. Gli antidepressivi sono la terapia più spesso prescritta per la depressione, con vendite mondiali di quasi $ 9,8 miliardi nel 2013.

Le persone con depressione spesso perdono interesse per hobby precedentemente piacevoli. Perdono appetito, mangiano troppo o hanno problemi digestivi. Sono meno attivi, introspettivi, apatici, impotenti e asociali. È normale sentirsi tristi, preoccupati o senza speranza. Possono sentirsi stanchi, mancare di energia e mancare di motivazione. Possono avere difficoltà a concentrarsi, ricordare fatti o formulare giudizi a causa di dolori e sintomi correlati alla fibromialgia. Possono pensare, provare o suicidarsi. Questi sono tutti segni di attività nel ramo dorsale del nervo vago.

Se andiamo dal medico perché siamo malati, il medico può fare domande e determinare che siamo tristi o stressati. Piuttosto che contemplare la possibilità che il disturbo sia temporaneo, il medico prescrive la medicina. Regolare il dosaggio fino a quando non ci sentiamo meglio è comune. Il farmaco può essere usato per mesi o anni.

Molti dei miei clienti vogliono smettere di prendere le loro medicine. Incoraggio le persone a farlo, ma solo dopo aver consultato il medico che lo ha prescritto. Consiglio loro anche di ricercare gli effetti avversi del farmaco e qualsiasi sintomo di astinenza che può svilupparsi se smettono di usarlo.

Nei casi moderati di depressione, gli antidepressivi non funzionano meglio dei placebo, secondo la ricerca AMA. Questi farmaci sono noti per causare effetti collaterali significativi. Gli antidepressivi rimangono la classe farmaceutica più prescritta negli Stati Uniti, con 270 milioni di prescrizioni compilate ogni anno.

Questo pone le domande: da dove vengono così tanti antidepressivi? Una nuova strategia potrebbe aiutare? Che il sistema nervoso autonomo sia flessibile, robusto e solo momentaneamente influenzato dallo stress è la radice del problema. La teoria polivagale può aiutare a guidare questo nuovo approccio.

La letteratura medica si è solitamente concentrata sullo stress cronico, con poca enfasi dedicata alla fisiologia della depressione. Quando i clienti vengono con una diagnosi di depressione o mostrano un comportamento depresso, trovo che la loro malattia è generalmente accompagnata dall'attività del ramo dorsale del nervo vago.

Non esisteva un modello fisiologico per le difficoltà vagali dorsali prima della teoria polivagale, il che potrebbe spiegare perché è stato difficile identificare terapie sicure ed efficaci senza medicine per malattie come la depressione. Negli ultimi anni, psicologi, psichiatri e un gruppo eterogeneo di abili terapisti del trauma sono stati più interessati a utilizzare la teoria polivagale di Stephen Porges per la loro pratica.

DISTURBO BIPOLARE

Il disturbo bipolare è caratterizzato da episodi alternati di attività intensificata, eccitazione ed euforia ("mania") e comportamento depresso.

La mania è caratterizzata da eccessiva energia ed euforia. La mania è seguita dall'attività del nervo vago del ramo dorsale, che è sentita come affaticamento. Alcune persone hanno periodi di sensazioni "normali" tra gli sbalzi d'umore; altri non hanno tregua tra l'attività del ramo dorsale e la mania. Questi individui in genere perdono il contatto con i loro corpi e soffrono di sintomi psicotici tra cui delusioni e allucinazioni. Fino al 4% degli americani ha il disturbo bipolare.

La teoria polivagale vede il periodo maniacale come attività della catena simpatica spinale. In uno stato maniacale, l'individuo usa molta energia e fa molte cose senza godere o essere soddisfatto.

Nella mia pratica, molti clienti dicono di aver ricevuto una diagnosi da uno psicologo o da un terapeuta. Le mie opinioni sono aneddotiche, basate sul trattamento di questi clienti. È interessante notare che lo stesso approccio – le tecniche di interazione sociale – può giovare a così tante persone con condizioni diverse, incluso il disturbo bipolare.

CASO DI STUDIO: BIPOLARE

Una signora di mezza età è venuta da me per un trattamento craniosacrale. Le ho chiesto cosa volesse cambiare. Voleva rilassarsi di più e aveva sentito cose eccellenti sul trattamento craniosacrale.

Ha continuato affermando di avere una malattia bipolare ed era stata dentro e fuori dagli ospedali psichiatrici per vent'anni. Ha dichiarato di aver attraversato fasi di sedentarismo ed euforia.

Alcuni ospedali forniscono un trattamento psichiatrico flessibile. Dopo essere stati ricoverati in ospedale e trattati per un periodo, i clienti possono chiedere allo psichiatra di essere rilasciati quando si sentono pronti e successivamente riammessi se necessario. Questa cliente ha detto che quando non era depressa, si sentiva spinta all'azione. Poi, se fosse diventata depressa, sarebbe stata ricoverata.

Quando questa signora mi ha raccontato la sua esperienza, ho potuto constatare che era disconnessa dal suo linguaggio del corpo e dalle sue parole. Piuttosto che sentirsi ancorata e in pace nel suo corpo, ha dichiarato di sentirsi come se stesse guardando la sua vita dall'esterno.

La depressione post partum è comune tra le nuove madri e il disturbo bipolare di una donna è iniziato subito dopo la nascita di un figlio. Come risultato della chiusura / depressione indotta dal ramo dorsale della moglie, il marito potrebbe credere che non sia più la donna di cui si è innamorato. La nascita del loro bambino non ha portato a questa coppia il piacere che avevano sperato.

La depressione post partum è aggravata da nascite difficili, in particolare cesarei. Un cesareo d'emergenza per salvare il bambino o la madre è tuttavia uno shock per il corpo della donna, lasciando tessuto cicatriziale nei muscoli addominali e nell'utero. La depressione post partum può richiedere anni per essere superata e alcune donne non lo fanno mai.

Le ho detto che non potevo curare il suo disturbo psicologico, ma potevo aiutarla a rilassarsi allungando il suo sistema nervoso autonomo. Come terapeuta del corpo, sono cauto nel non suggerire che posso curare qualsiasi malattia mentale. Occasionalmente mi rifiuto di trattare un paziente con una diagnosi mentale.

Ho scoperto che le prime due vertebre cervicali di questa cliente sono state ruotate e che migliorare il ramo ventrale del suo nervo vago poteva aiutarla. Le ho mostrato l'esercizio di base per migliorare la postura delle sue vertebre. Dopo gli esercizi, le sue prime due vertebre cervicali erano meno ruotate e il suo nervo vago ventrale funzionava.

Quando la signora tornò per il suo secondo appuntamento una settimana dopo, era calma e concentrata. Ho esaminato la sua funzione vagale e le sue prime due vertebre. Gli effetti del trattamento iniziale avevano tenuto. Ha detto che aveva più energia e stava facendo molte cose, ma in silenzio. Ha dichiarato di sentirsi sicura e pronta ad andare avanti.

Credevo che avessimo risolto il suo problema al sistema nervoso. Era bipolare ed incapace di socializzare. Si sentiva forte e il suo sistema nervoso era più forte dopo un periodo di attività sociale.

Le ho detto che avrebbe potuto tornare se avesse avuto bisogno di ulteriore supporto. Le ho suggerito di vedere uno psicologo rispettabile per aiutarla a gestire le sue relazioni e prepararsi per il suo futuro.

Suo figlio era cresciuto, era a scuola e viveva in modo indipendente. La mia cliente ha espresso tristezza per aver perso la maggior parte dell'esperienza di maternità a causa del suo ricovero psichiatrico. Aveva perso possibilità di scuola, carriera e lavoro significativo nei vent'anni dalla sua nascita. La sua connessione con un ragazzo che aveva lavorato per lei quando era maniaco-depressiva era finita.

Ora non era depressa, ma tranquilla e speranzosa. Non era né pazza né triste quando valutava le sue circostanze; era calma e articolata nel suo desiderio di vivere una vita significativa.

ADHD E IPERATTIVITÀ

Penso che ci sia un'altra spiegazione fisiologica per l'ADHD nei giovani oltre all'attivazione cronica del sistema nervoso simpatico.

Durante lo stesso periodo di tempo, ho avuto cinque persone con ADHD che avevano tutte ernie iatali. Questo mi ha portato a credere che la loro postura stesse alterando il loro diaframma.

Sono stata in grado di aiutarli usando due tecniche. Come risultato dell'esercizio di base, la parte superiore dell'esofago dovrebbe rilassarsi. In questo modo, lo stomaco può essere liberato dal diaframma respiratorio e tornare nella posizione originale.

Molti clienti hanno diagnosi da uno psicologo o psichiatra senza che questi consideri che i loro problemi possono derivare da malfunzionamento del sistema nervoso autonomo. Portare qualcuno in uno stato vagale ventrale generalmente allevia o elimina problemi.

L'EVOLUZIONE DELL'UDITO

Dinosauri giganti predavano i piccoli animali molti milioni di anni fa. I più grandi predatori battono il terreno con i piedi, emettendo rumori a bassa frequenza. Queste vibrazioni a bassa frequenza sono state avvertite nei corpi dai dinosauri più piccoli.

Era fondamentale per i piccoli dinosauri sapere quando un predatore si stesse avvicinando, in particolare per difendere i loro piccoli. Ma questi giganti non riuscivano a sentire frequenze più alte. A differenza delle specie successive, le loro ossa dell'orecchio medio erano collegate all'osso mascellare. Secondo questa teoria, i dinosauri potrebbero rilevare vibrazioni a bassa frequenza nelle loro ossa, ma non i rumori ad alta frequenza emessi dai mammiferi.

Le nostre ossa dell'orecchio medio, non essendo attaccate alle nostre mascelle, vibrano a seconda delle onde sonore nell'aria. Le "voci" dei mammiferi hanno una frequenza più alta rispetto ai rumori di dinosauri e lucertole. Quindi i primi mammiferi potevano comunicare tra loro senza essere scoperti dai loro predatori, il che li avrebbe aiutati a sopravvivere.

Quindi, come possiamo concentrare le nostre orecchie su queste frequenze vitali? I muscoli stapedius e tensore timpani nell'orecchio medio aiutano gli animali a filtrare i rumori. Questi sopprimono con successo i rumori ad alta e bassa frequenza, lasciando solo suoni nella gamma vocale umana. Un muscolo stapedius sano può filtrare i suoni sopra e sotto la gamma vocale umana, anche i rumori assordanti.

Lo sviluppo delle strutture dell'orecchio e dell'udito è stato accuratamente documentato nella biologia evolutiva da 190 milioni di anni fa ad oggi.

I muscoli tensoriali timpani e stapedi, che si collegano agli ossicini alle estremità opposte della catena, sono regolati in tensione per governare il movimento dell'ossicolo. Diversi muscoli influenzano l'udito. Il muscolo tensore timpano collega la membrana timpanica al malleo, uno degli ossicini.

La tensione del muscolo tensore timpano determina quanto il timpano può vibrare. La tensione rende i suoni più forti. Il tensore timpano è innervato da un ramo del quinto nervo cranico e controlla la quantità di suono inviato ai recettori nervosi acustici in profondità nel canale uditivo.

Lo stapedius, ha un millimetro di lunghezza, è il muscolo più piccolo del corpo. È innervato dal ramo motorio del settimo nervo cranico. Nasce da una piccola cavità intorno alle ossa dell'orecchio medio ed entra nel collo delle staffe (uno dei tre ossicini). Uno stapedius teso trasmette solo bande di frequenza particolari. L'udito normale consente alla voce femminile di passare senza sforzo, ma i rumori sopra e sotto sono generalmente bloccati.

SECONDA PARTE: GLI ESERCIZI PER RIPRISTINARE L'IMPEGNO SOCIALE

La parte due tratta la capacità di autoguarigione del nervo vago. Una salute ottimale richiede un ramo ventrale sano del nervo vago. Gli esercizi e le strategie di questa sezione aiuteranno la maggior parte delle persone a passare dalla catena simpatica spinale cronica (stress) o dall'attività vagale dorsale (arresto) all'impegno sociale. Questi esercizi possono anche essere utilizzati per evitare problemi al sistema nervoso autonomo e preservare la salute generale.

Quando inizi a fare queste attività, ti consiglio di tenere un breve diario. Annotare eventuali sintomi o preoccupazioni.

Conta la frequenza con cui appare un sintomo. Come "sempre", "ogni mattina", "una volta alla settimana", "una volta al mese". Se hai un'emicrania ogni giorno, il tuo obiettivo è quello di essere privo di emicrania, anche se qualsiasi miglioramento è meraviglioso.

Annota l'intensità dei sintomi. I sintomi sono così gravi che non puoi andare al lavoro o partecipare alle tipiche attività sociali, dormire o alzarti dal letto al mattino. È inoltre possibile utilizzare una scala da uno a dieci per valutare il dolore.

Guarda indietro alla tua lista dopo gli esercizi e nota eventuali cambiamenti: "Le emicranie sono meno frequenti", "Il dolore è meno grave" o "Spendo meno soldi per le medicine ogni mese". Concentrati su come gli esercizi hanno aiutato: non si verificano più i sintomi o il problema è più lieve. Forse i sintomi possono scomparire mentre continui a praticare gli allenamenti.

EMDR LA CURA DI CHIARA FERRAGNI

L'influencer ha avuto grande beneficio da questa disciplina e affronta il tema della salute mentale in una storia di Instagram che racconta di come sta superando, con l'aiuto di un terapeuta, i ricordi negativi associati a un evento traumatico.

L'EMDR (dall'inglese Eye Movement Desensitization and Reprocessing, Desensibilizzazione e rielaborazione attraverso i movimenti oculari) è una tecnica utilizzata per trattare i traumi e vari problemi collegati allo stress cronico e traumatico.

Quando prestiamo attenzione a qualcosa di specifico, come risposta alla concentrazione viene secreto il neuromodulatore acetilcolina. L'acetilcolina agisce come una sorta di riflettore nel cervello attraverso specifiche sinapsi e connessioni tra i neuroni.

Quando per esempio ascolti una canzone che ti piace, la dopamina viene pulsata nel tuo corpo. Questo processo coinvolge il neuromodulatore acetilcolina. Il nostro neuromodulatore può diventare meno attivo nel tempo, riducendo la funzione di riduzione dello stress. Per ripristinare il corretto funzionamento, normalmente ci vorrebbe molto tempo e trattamenti di psicoterapia.

Secondo AIP, l'evento traumatico vissuto dal paziente è mantenuto nella memoria insieme alle emozioni, percezioni, cognizioni e sensazioni fisiche inquietanti che hanno segnato quell'istante. Tutte queste informazioni sono "congelate" all'interno delle reti neurali. Le informazioni "congelate" e imprigionate in reti cerebrali, non possono essere elaborate, continuano a produrre dolore nell'individuo, portando alla creazione di malattie come il disturbo da stress post traumatico (PTSD) e altri problemi psichiatrici.

L'EMDR ha un maggiore supporto scientifico rispetto a qualsiasi altra procedura di terapia del trauma. L'OMS ha riconosciuto l'EMDR come una terapia efficace per il trauma e le malattie associate.

Come dicevo in precedenza, il cervello in alcune situazioni non pericolose rievoca la paura, facendoti rivivere queste sensazioni spiacevoli e quindi innescando l'attacco di panico.

Io non faccio altro che stimolare alternativamente e rapidamente i due emisferi cerebrali chiedendo al paziente di fare rapidi movimenti oculari. In questa maniera il tuo cervello rielabora queste sensazioni, dandogli un nuovo significato.

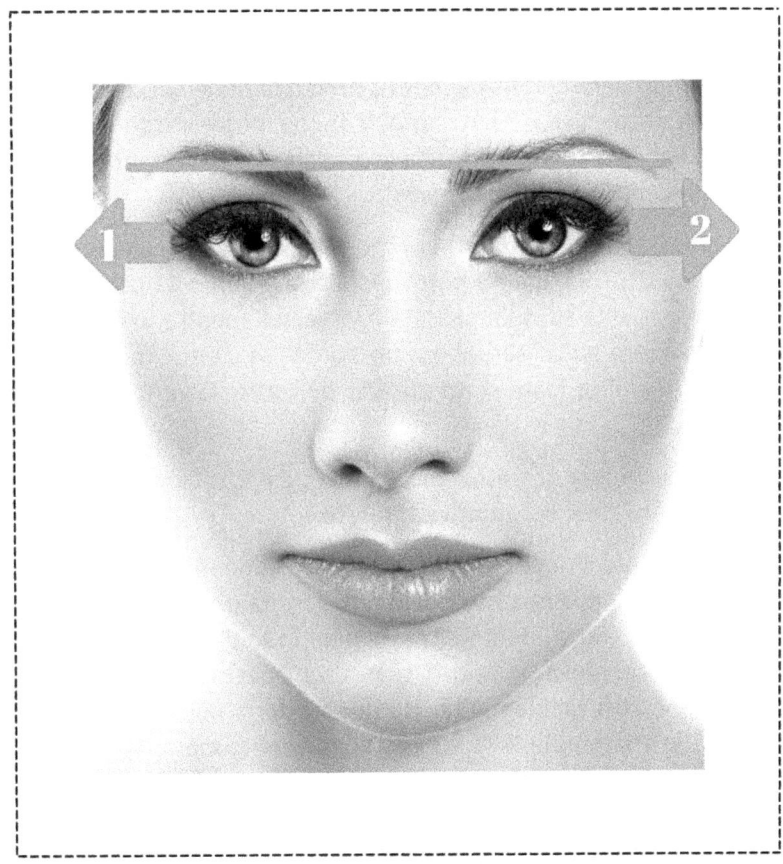

Esegui movimenti rapidi

Muovi rapidamente gli occhi in direzione 1 e due velocemente per almeno 20 volte durante gli stati d'ansia, pensa a come vorresti sentirti. Esegui almeno due volte a settimana.

INTERRUZIONE DEL NERVO VAGALE VENTRALE

Quando valuto gli individui per la disfunzione vagale ventrale, scopro anche un disallineamento cervicale superiore, una rotazione dell'atlante e un'inclinazione dell'asse. L'esercizio di base restituisce invariabilmente alle vertebre C1 e C2 la linea naturale, e quando testo la loro funzione vagale ventrale, sono nuovamente allineati.

L'arteria vertebrale serve i lobi frontali e il tronco cerebrale, dove iniziano i cinque nervi essenziali per la partecipazione sociale. Secondo la mia esperienza clinica, uno stato d'animo negativo può generare tensione muscolare anche inconscia e disallineare le vertebre C1 e C2, influenzando la postura e la fisiologia.

Nei corsi craniosacrali avanzati. In primo luogo, ho fatto controllare agli studenti il mio C1. Gli studenti potevano rivelare il mio C1 posizionando delicatamente le dita sui suoi processi trasversali mentre io mi sdraiavo sulla schiena. I loro pollici sarebbero orizzontali se C1 non fosse ruotato. Tuttavia, se un pollice fosse stato più alto dell'altro, la vertebra sarebbe stata ruotata.

La rotazione è un mix di trasferimento C1, C2 e C3. C1 deve essere in grado di scivolare fuori dal giunto per girare.)

Quando ho pensato a qualcosa di negativo, gli studenti hanno notato un cambiamento nella mia respirazione e una perdita di colore sul mio viso. Poi ho chiesto ad uno studente di usare il metodo di rilascio miofasciale pratico per correggere il mio C1 e C2. Queste vertebre non si riposizionarono così rapidamente. Ha dovuto farlo numerose volte per riportare C1 in orizzontale. Alla fine, mi sono sentito me stesso.

La rotazione di C1 e C2 favorisce la sopravvivenza evolutiva; riduce l'afflusso di sangue al tronco cerebrale, influenzando la funzione dei cinque nervi necessari per il coinvolgimento sociale. Questo ci mette in uno stato vagale non ventrale, che può aiutarci a sopravvivere spegnendo le funzioni superiori quando abbiamo bisogno di combattere o correre, o quando siamo fisicamente o emotivamente incapaci di affrontare la circostanza.

Se la nostra neurocezione rileva improvvisamente minacce o segnali di pericolo dall'ambiente, la nostra fisiologia dovrebbe alterarsi istantaneamente, e lo fa. Sebbene il nostro sistema nervoso sia veloce ad agitarsi, ci vuole più tempo per calmarsi una volta che siamo al sicuro.

Un ricordo di un incidente precedente può anche avere un impatto su C1 e C2. Quando le donne con PTSD sentono ripetute esperienze orribili, il loro flusso di sangue ai lobi frontali del loro cervello diminuisce.

Quando si verifica un trauma, il ricordo di un trauma o semplicemente una cattiva idea, perché C1 e C2 ruotano? Dieci piccoli muscoli collegano l'osso occipitale a C1 e C2. I muscoli sub occipitali sono otto e si trovano sulla superficie posteriore (posteriore) delle vertebre. Il retto capitis lateralis e anteriore risiedono sulla superficie anteriore (anteriore) di queste due vertebre. Il nervo occipitale, che corre lungo la parte posteriore della testa, li innerva. Le tensioni in uno di questi 10 muscoli possono muoversi e mantenere C1 e C2 fuori allineamento.

Le arterie vertebrali entrano attraverso i forami nei processi trasversali di ciascuna vertebra cervicale. Le vertebre possono torcere o mettere a dura prova queste arterie, limitando il flusso sanguigno, proprio come un tubo da giardino con una curva in esso. Nel collo, il volume di sangue che viaggia attraverso queste arterie vertebrali varia.

Nell'esercizio di base, appoggiamo la testa sulle dita. Questa pressione stimola il nervo occipitale, spingendo questi muscoli a rilassarsi e riequilibrarsi. L'esercizio di base avvicina le prime due vertebre cervicali.

Ristabilire C1 e C2 abbassa la pressione sulle arterie vertebrali, migliorando il flusso di sangue al cervello e al tronco cerebrale e ripristinando la partecipazione sociale. Il sistema nervoso sociale, così come altri processi fisici, richiede un adeguato flusso sanguigno ai nervi cranici, al tronco cerebrale e al cervello.

Con il riallineamento di C1 e C2, molti dei sintomi precedentemente identificati come le "Teste dell'Idra" sono alleviati.

Tecnica Miofasciale

Nella mia pratica, a volte utilizzo questo approccio invece dell'esercizio di base. "Neuro-Fasciale Release Technique" la chiamo io.

Questo approccio è stato progettato sulla base della mia conoscenza del trattamento craniosacrale biomeccanico, dell'osteopatia e del rilascio del tessuto connettivo (Rolfing).

Questa procedura è veloce, facile e incredibilmente efficace. Può essere usato su te stesso o su altri.

QUANDO USARE NFRT

L'esercizio di base è una strategia di auto-aiuto per migliorare la funzione del nervo vago ventrale.

Se esegui massaggi o altre modalità pratiche, ti consiglio di fare questo metodo o di farlo fare ai tuoi clienti all'inizio di ogni sessione. Questo consiglio è in accordo con i risultati di Porges, Cottingham e Lyon (vedi sezione precedente) e aiuterà il sistema nervoso autonomo a essere flessibile e beneficiare della terapia.

ISTRUZIONI PER LA TECNICA DI RILASCIO NEURO-FASCIALE

Questo approccio funziona stimolando i riflessi nei nervi del tessuto connettivo sciolto appena sotto la pelle alla base del cranio. Questo trattamento rilassa i piccoli muscoli tra il cranio e le vertebre del collo.

1. Premere delicatamente un lato della base cranica fino a sentire l'osso occipitale. Ora muovere delicatamente la pelle sull'osso facendo dei movimenti circolari. Quindi ripristinalo nella posizione originale.

2. Ora ripetere il trattamento a sinistra per almeno 30 secondi.

3. Far scorrere la pelle nell'altro modo. Rallenta e preparati a fermarti al primo accenno di opposizione. Potrebbe essersi spostato di un ottavo di pollice. Fermati lì e tieni. Senti la piccola resistenza. L'individuo sospirerà o deglutirà durante la pausa e la resistenza della pelle si scioglierà.

4. La pelle dovrebbe fluire prontamente in entrambe le direzioni.

5. Invertire il metodo.

Il nervo vago dovrebbe funzionare normalmente quando viene testato di nuovo (PARTE 4). Inoltre, ruotare la testa a sinistra e a destra dovrebbe essere più fluido.

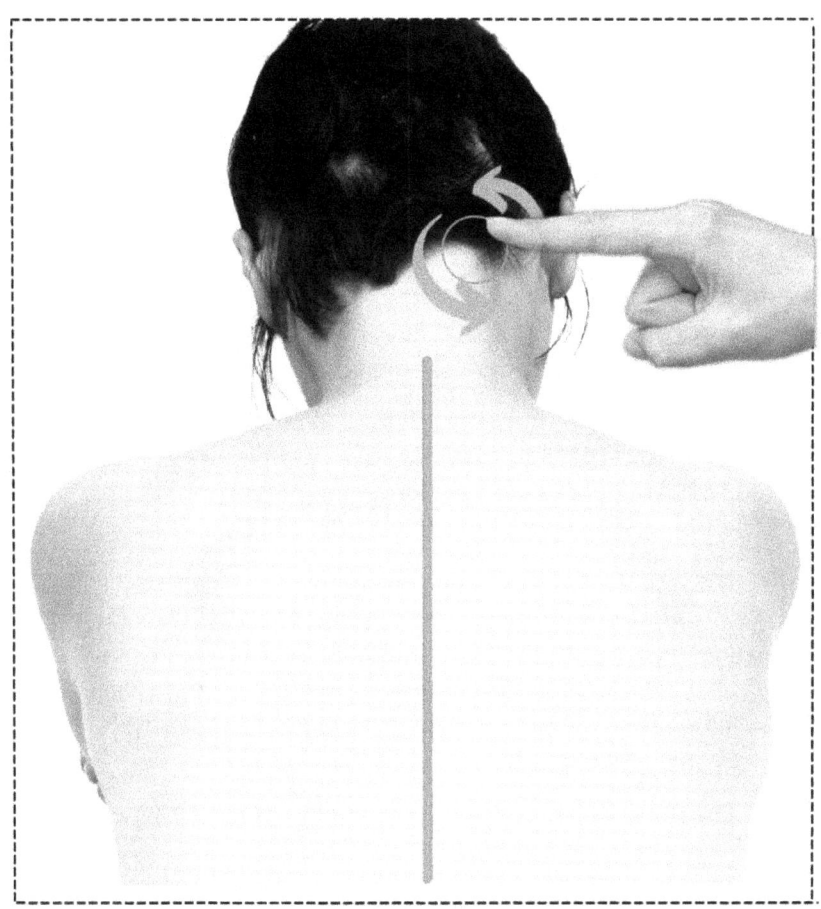

Rilascio neuro-fasciale

Premere delicatamente un lato della base cranica fino a sentire l'osso occipitale. Ora muovere delicatamente la pelle sull'osso facendo dei movimenti circolari.

UTILIZZO DELLA TECNICA DI RILASCIO NEURO-FASCIALE

La tecnica di rilascio neuro-fasciale funziona meglio quando la pelle scivola e si ferma al primo accenno di resistenza. Tocca la pelle con il tocco più leggero possibile. Quindi fai scivolare la pelle sui muscoli, le ossa e i tendini.

Questo approccio varia da altri trattamenti di massaggio che mirano al sistema muscolare e quindi spingono profondamente nel corpo. Segui le istruzioni dettagliate per scoprire come farlo correttamente.

Allungando il tessuto connettivo sciolto direttamente sotto la pelle, ricco di terminali nervosi propriocettivi. La piccola trazione creata facendo scorrere delicatamente la pelle sui muscoli e sulle ossa stimola questi neuroni.

Poiché stai lavorando direttamente sui nervi propriocettivi, non è necessario utilizzare la forza necessaria dai tipi convenzionali di massaggio che si concentrano sui muscoli. Se applichi troppo sforzo o muovi la pelle troppo velocemente, i muscoli e i legamenti si stringeranno effettivamente. Questo metodo è sicuro, anche se richiede più tempo per il rilascio.

Potresti scoprire che premi così dolcemente che l'altra persona non prova alcuna sensazione. Fantastico!

La capacità di scorrimento della pelle migliorerà man mano che la terapia progredisce.

Gli esercizi della posizione

Gli "Esercizi posizione " sviluppano gradualmente la flessibilità della colonna vertebrale toracica, consentendo il movimento delle articolazioni tra le costole e lo sterno. Ciò migliora la capacità polmonare, riduce la posizione della testa in avanti e riduce la scoliosi (curvatura anormale della colonna vertebrale).

Solo il 20% delle fibre del nervo vago sono fibre efferenti (motorie), che inviano istruzioni dal cervello al corpo. Le fibre afferenti di CN IX e X rilevano i livelli di ossigeno nel sangue e anidride carbonica. Questi allenamenti migliorano il nostro modello di respirazione e segnalano al cervello (attraverso i nervi afferenti) che siamo al sicuro e che i nostri organi viscerali funzionano in modo appropriato. Questo promuove l'attivazione vagale ventrale.

Una respirazione limitata è spesso dovuta al vago. Le tensioni nel diaframma respiratorio e nei muscoli che si muovono le costole causeranno una respirazione irregolare, impedendo l'attività vagale ventrale, proprio come il ripristino dell'attività vagale ventrale può migliorare la condizione fisiologica; in pratica, correggere uno dei due è buono, indipendentemente da ciò che è accaduto per primo.

Una posizione della testa in avanti limita la camera di espansione della parte superiore del torace. Gli esercizi Posizione possono aiutare il cuore e i polmoni ad avere più spazio nella parte superiore del torace. Ridurre la posizione della testa in avanti allevia anche lo sforzo sul midollo spinale-cuore, sui polmoni e sui nervi degli organi viscerali. Gli esercizi di Posizione riducono lo sforzo sulle arterie vertebrali e un certo disagio alla schiena tra le spalle ripristinando la posizione vertebrale cervicale.

Negli esercizi posizione, la testa è allo stesso livello della colonna vertebrale. Questa posizione è analoga a quella di una posizione, che manca di un collo e quindi ha una vertebra aggiuntiva nella parte superiore della colonna vertebrale. A differenza di rettili e mammiferi, la testa di una Posizione non può essere flessa, estesa, ruotata o piegata lateralmente indipendentemente dalla prima vertebra della colonna vertebrale. La testa dovrebbe essere parallela alla colonna vertebrale.

Questi esercizi mettono la testa in una postura neutra rispetto alla colonna vertebrale. La colonna vertebrale toracica (petto) può ora piegarsi lateralmente come una posizione. Per rilassare i muscoli tra le costole e la colonna vertebrale toracica, piegare lateralmente le vertebre toraciche può aiutare. Ciò aumenta la mobilità delle costole e la respirazione sana. Le vertebre cervicali e lombari sono generalmente più flessibili della colonna vertebrale toracica in estensione e flessione. Tuttavia, la flessione laterale migliora la flessibilità della colonna vertebrale toracica. Le faccette articolari toraciche sono allentate, consentendo alla colonna vertebrale di piegarsi lateralmente più facilmente.

LIVELLO 1: L'ESERCIZIO DELLA MEZZA POSIZIONE

Per fare la prima parte dell'esercizio di Posizione a destra, siediti o stai in piedi in una posizione comoda.

1. Senza girare la testa, lascia che i tuoi occhi guardino a destra.

2. Quindi lascia che la tua testa torni in posizione neutrale e sposta gli occhi per guardare di nuovo avanti.

3. Ora fai lo stesso dall'altra parte: lascia che i tuoi occhi guardino a sinistra, e poi piega la testa lateralmente a sinistra. Dopo trenta-sessanta secondi, riporta la testa in posizione eretta e gli occhi in direzione avanzata.

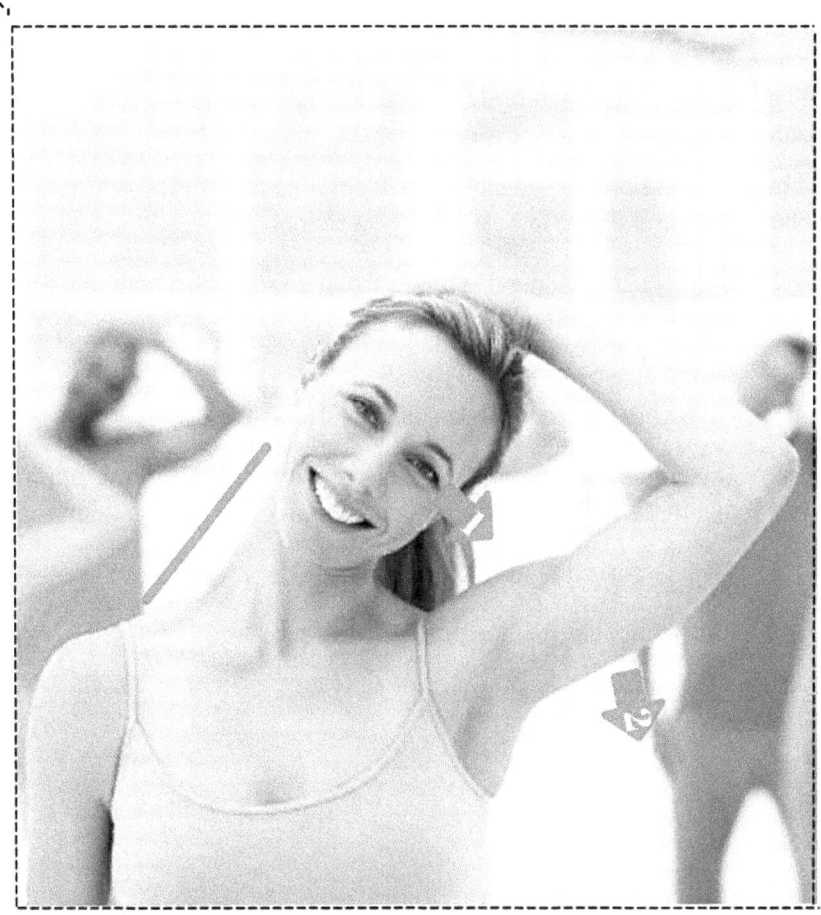

Esercizio della mezza posizione

1.Senza girare la testa, lascia che i tuoi occhi guardino a destra.
2.Quindi lascia che la tua testa torni in posizione neutrale e sposta gli occhi per guardare di nuovo avanti.
3.Ora fai lo stesso dall'altra parte

LEVEL 2: L'ESERCIZIO COMPLETO DELLA POSIZIONE

L'esercizio completo di Posizione comporta la piegatura laterale dell'intera colonna vertebrale piuttosto che solo del collo. Inoltre, usiamo una posizione del corpo diversa.

Richiede la flessione laterale di tutta la colonna vertebrale, non solo del collo. Cambiamo anche la nostra postura corporea.

1. Mettiti carponi in ginocchio e trova una postura comoda con la testa non troppo alta o bassa.

2. Chiudi gli occhi e piega lateralmente la testa a destra spostando l'orecchio destro verso la spalla destra.

3. La scia che la colonna vertebrale prenda la direzione opposta alla testa, la forma darà simile ad un arco.

4. Tieni la posizione per 30-60 secondi.

5. Ritorna nella posizione precedente.

6. Esegui anche dall'altro lato.

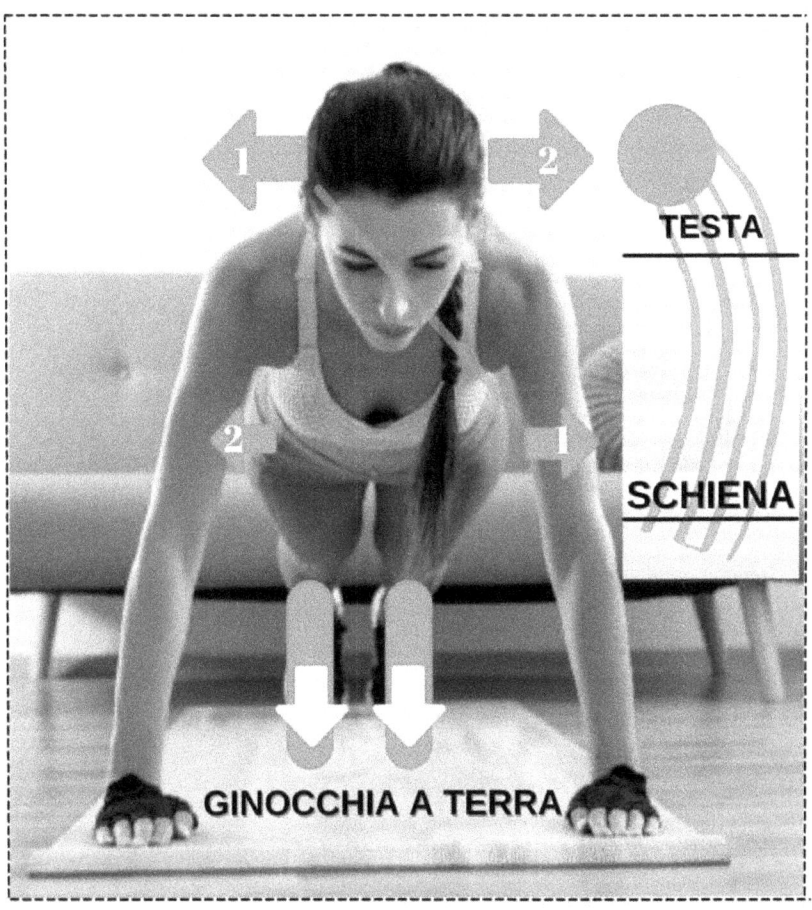

Esercizio completo della posizione

1. Mettiti carponi in ginocchio e trova una postura comoda con la testa non troppo alta o bassa.
2. Chiudi gli occhi e piega lateralmente la testa a destra spostando l'orecchio destro verso la spalla destra.
3. La scia che la colonna vertebrale prenda la direzione opposta alla testa, la forma darà simile ad un arco.
4. Tieni la posizione per 30-60 secondi.
5. Ritorna nella posizione precedente.
6. Esegui anche dall'altro lato.

Massaggio per il trattamento emicranico

Esistono quattro distinti modelli di emicrania (vedi pag. 119), e sono mostrati evidenziati nelle foto. Un massaggio può aiutare ad alleviare la tensione nei muscoli localizzando e massaggiando i punti trigger sulla loro superficie.

Se soffri di emicrania, trova il tuo modello di dolore. Una volta riconosciuto il modello di mal di testa, è possibile massaggiare i muscoli rigidi.

I punti trigger sono regioni sulla superficie di un muscolo con un'alta concentrazione di terminali nervosi. Alcuni saranno più spessi o più duri di altri. Quando la pressione viene applicata ai punti trigger, in genere causa disagio.

TROVARE E RILASCIARE I PUNTI TRIGGER

Poiché stai lavorando sui nervi sulla superficie del muscolo, un tocco leggero è di solito sufficiente per rilasciare la tensione nell'intero muscolo. Piuttosto che massaggiare l'intero muscolo, come nel massaggio ordinario, di solito è sufficiente massaggiare semplicemente i punti trigger. Non è necessario lavorare sodo o premere in profondità nel corpo.

Massaggiare i punti trigger in profondità o con molta forza è di solito doloroso e può essere controproducente. Sotto pressione eccessiva, il corpo non si sente al sicuro e il sistema nervoso autonomo viene messo in uno stato di attivazione simpatica o ritiro vagale dorsale. Questo non è dannoso, ma è inefficiente perché ci vuole tempo perché il corpo si stabilizzi di nuovo.

Fai alcuni piccoli movimenti circolari sul punto di innesco (simili alla figura a pagina 148). Attendi fino a quando non noti una reazione del sistema nervoso sotto forma di un sospiro o di uno sbadiglio. Entro pochi minuti, l'intensità del dolore dovrebbe iniziare a diminuire o scomparire. È possibile ripetere il trattamento ogni volta che è necessario un sollievo da un'emicrania.

Non tutte le *X* sul disegno devono essere trattate. Anche se una X indica un punto trigger per un particolare modello di dolore, se non senti nulla di duro o doloroso in quel punto sulla superficie del muscolo, quel punto trigger non è attivo. Non perdere tempo a cercare di rilasciarlo, ma concentrati sui punti trigger che si sentono duri, spessi o dolorosi.

Esercizio SCM per il torcicollo

Questo esercizio ti aiuterà a ruotare la testa, ad alleviare la rigidità del collo ed evitare l'emicrania. È come i primi movimenti che facevamo da bambini, sdraiati con la faccia in giù, sollevati sui gomiti, guardandoci intorno.

1. Prendi la stessa posizione dell'esercizio Posizione ma con la testa poco più alta (pag154).

2. Ruota la testa verso destra fino a dove va senza forzare. Mantieni quella posizione per sessanta secondi.

3. Riporta la testa al centro.

4. Ora ruota la testa a sinistra fino a dove va comodamente e mantieni quella posizione per sessanta secondi

Se è migliorata la rotazione della testa con questo esercizio ma il movimento non è ancora buono come vorresti che fosse su un lato, allora la restrizione proviene probabilmente da un altro muscolo, le *scapole dell'elevatore, che* è innervato dai nervi spinali C3-C5. Questo tipo di torcicollo non sarà eliminato solo migliorando la funzione del CN XI e dei muscoli trapezio e sternocleidomastoideo.

Parte della rigidità può anche provenire da un'ernia iatale e dall'accorciamento dell'esofago, poiché il nervo vago si avvolge attorno all'esofago. (Vedere "Alleviare la BPCO e l'ernia iatale" a pagina 91.)

Esercizio di allungamento del trapezio

L'esercizio rafforza un muscolo trapezio flaccido e bilancia le sue tre sezioni. Migliora la respirazione e la postura (FHP). Questo allevia il disagio alla spalla e alla schiena.

Questo esercizio è vantaggioso per chiunque, non solo per FHP. Ci vuole meno di un minuto e produce una sensazione piacevole istantanea. Questo esercizio dovrebbe essere fatto dopo che sei stato seduto per un lungo periodo e dovrebbe essere fatto frequentemente. Lo faccio praticamente ogni volta che mi alzo dalla mia scrivania. Ogni volta che completi l'esercizio, noterai un miglioramento nella respirazione e nella postura.

Questo esercizio non è stato ideato solo per rafforzare o allungare il trapezio. La premessa è che il muscolo è abbastanza forte e richiede solo l'attivazione del nervo. Stai risvegliando i nervi, in modo che possano dare una mano, proprio come hanno fatto quando eravamo neonati e gattonavamo a quattro zampe.

Quando un bambino si alza, il trapezio non viene più utilizzato allo stesso modo. Alcuni diventano più tesi, mentre altri perdono vitalità e diventano flaccidi. Il muscolo trapezio non supporta più la testa allo stesso modo. Con l'età, la testa tende a muoversi in avanti, mettendo le orecchie davanti alle spalle. Le spalle tendono a tirare in avanti e verso il basso verso la linea mediana.

Questo esercizio ti aiuterà a sviluppare un tono muscolare più equilibrato in tutte e tre le aree del tuo trapezio. Quando ti alzi o ti siedi, la tua testa scivolerà naturalmente indietro e verso l'alto, eliminando l'FHP e migliorando la postura.

ISTRUZIONI PER L'ESERCIZIO DEL TRAPEZIO

Ci sono tre fasi in questo esercizio. La differenza tra le tre parti è la posizione delle braccia.

1. Siediti comodamente su una superficie solida o sul pavimento, Mantieni il tuo sguardo in avanti.

2. Mantenendo la schiena dritta, porta indietro il braccio come in figura sotto e poggia il palmo della mano a terra.

3. Ora inclina la testa in direzione opposta al braccio, finché non senti il Trapezio tirare delicatamente. Fermati 30 secondi.

4. Ripeti dall'altro lato.

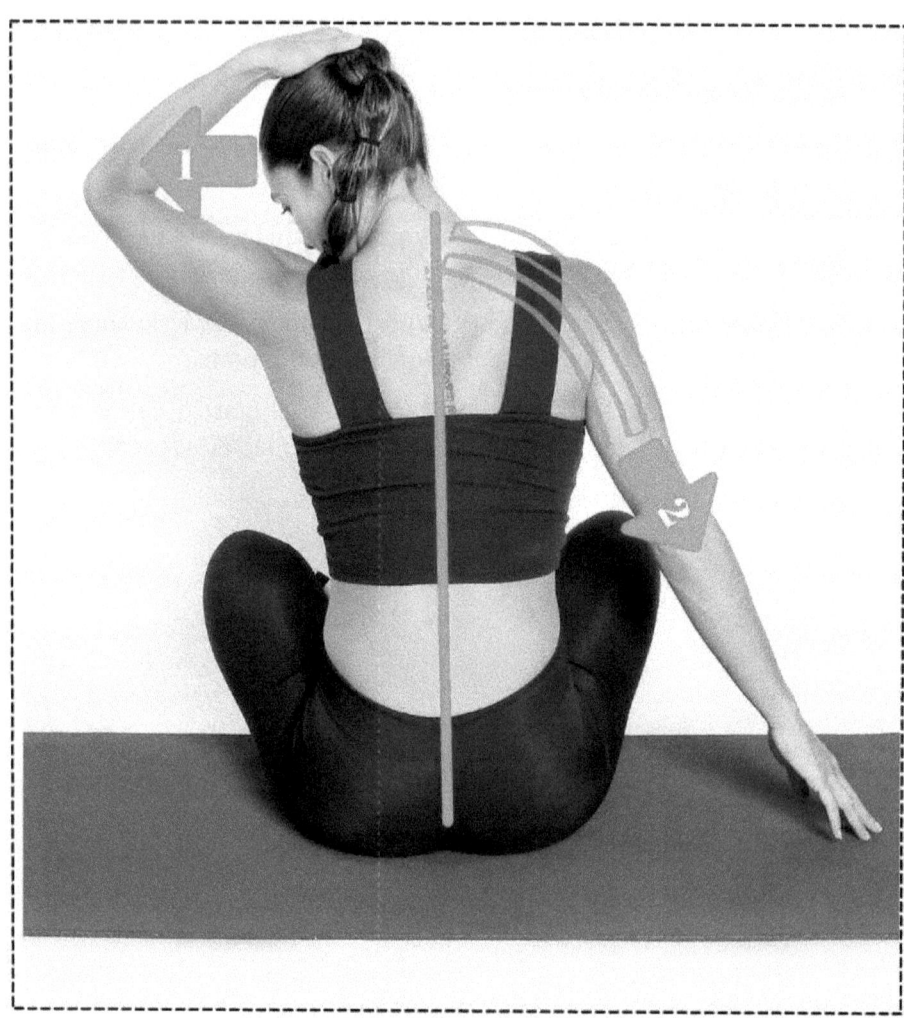

Istruzioni per l'esercizio del trapezio

1. Siediti comodamente su una superficie solida o sul pavimento. Mantieni il tuo sguardo in avanti.

2. Mantenendo la schiena dritta, porta indietro il braccio come in figura sotto e poggia il palmo della mano a terra.

3. Ora inclina la testa in direzione opposta al braccio, finché non senti il Trapezio tirare delicatamente. Fermati 30 secondi.

4. Ripeti dall'altro lato.

Di seguito illustrerò un esercizio facile e piacevole che rilassa i muscoli facciali e migliora l'attività dei nervi cranici V e VII, migliora la circolazione alla pelle donando in un sorriso più naturale. Dona vitalità nei muscoli di espressione del terzo medio del viso, nella zona tra gli angoli della bocca e gli angoli degli occhi

1.   migliora la circolazione sanguigna alla pelle del viso

2.   porta una ventata di vivacità che puoi sentire e gli altri possono vedere

3.   ti aiuta a sorridere in modo più naturale e più spesso

4.   rende il tuo viso più reattivo alle interazioni con gli altri e quindi aumenta il tuo senso di empatia

Guardatevi allo specchio prima di usare questo approccio, ed è bene osservarsi allo specchio mentre si esegue l'esercizio.

Esegui l'esercizio su un lato. Quindi confronta i due lati per determinare se c'è una differenza.

DOVE FARE LA TECNICA

C'è un punto sul viso che è il punto finale del meridiano di agopuntura dell'intestino crasso, chiamato LI 20. (Vedere "Punti di agopuntura".) È un punto importante per la medicina cinese, giapponese e nel massaggio tailandese. Nel massaggio tailandese classico, questo punto è chiamato "Bambù d'oro". Nella medicina tradizionale cinese, questo punto è chiamato "fragranza accogliente" e apre le narici, migliorando la respirazione.

Questo punto nella medicina cinese è interessante in termini di anatomia occidentale. Si trova direttamente su un'articolazione tra due ossa del viso, la mascella e la pre-mascella. Le due ossa erano separate molto tempo fa nello sviluppo evolutivo della nostra specie, ma si sono calcificate insieme in un unico osso in una fase iniziale. Nell'anatomia moderna, la mascella / pre-mascella è indicata come un osso, chiamato mascella.

Il punto finale del meridiano dell'intestino crasso è facile da trovare. Basta toccare leggermente la pelle a circa un ottavo di pollice sul lato della parte superiore della piega sopra-alare (la piega tra la guancia e il labbro superiore), vicino al bordo esterno della narice. Se esplori l'area con il dito, troverai facilmente questo punto perché è più sensibile del resto della pelle circostante.

COME E PERCHÉ FARE LA TECNICA

Innerva la pelle del viso. Toccare leggermente il viso innesca questi nervi.

1. Massaggiare dolcemente la pelle nel sito agopuntura LI 20 con un tocco delicato in alto ed in basso

2. Fai scorrere la pelle su e giù con il dito per trovare la massima resistenza. forzare delicatamente la resistenza che offre la pelle.

3. Massaggia il punto LI 20 e lascia che il dito scorra a toccare B2

4. Attendi che avvenga un rilascio. Ora esegui dall'altro lato.

5. Ripeti il massaggio solo con la punta del dito in modo circolare, sui due punti (LI20 E B2), come indicato in foto

I muscoli facciali sono innervati dal settimo nervo cranico (VII). Due strati di muscoli del viso si trovano sotto la pelle.

1. Lascia che le dita si immergano gradualmente negli strati muscolari sotto la pelle. Lascia che il primo strato muscolare agisca come Velcro sulla punta delle dita.

2. Se non premi troppo forte e riesci a sentire cosa sta succedendo sotto le dita, puoi far scivolare questi strati di muscoli.

3. Mentre massaggi circolarmente, potresti renderti conto che far scorrere la pelle in un modo differente è più difficile. Continuare a premere delicatamente in quella direzione fino a quando non si verifica un sospiro o una deglutizione.

4. Spingere un po' più forte. Ora lo strato muscolare più profondo aderisce allo strato muscolare superiore e alla pelle. È possibile far scorrere entrambi gli strati sopra l'osso.

Un periostio (peri- significa "intorno" e osteum significa "osso") copre tutte le ossa. Questo tessuto è pieno di terminali nervosi dai nervi spinali o cranici.

1. Lascia che la punta delle dita affondi ancora più in profondità nel viso fino a quando non senti leggermente la superficie dell'osso.

2. Il massaggio sulla superficie del periostio ha un profondo effetto sul sistema nervoso autonomo. Premere leggermente, ma abbastanza forte da raggiungere la superficie dell'osso. Lascia che la punta delle dita si muova da un lato all'altro sulla superficie dell'osso; quindi, tieni una leggera pressione sull'osso e attendi fino a quando non ottieni un rilascio.

Nell'embrione, questo specifico osso era costituito da due ossa, la mascella e la pre-mascella. Anche se questi si sono fusi in un unico osso, è ancora possibile per la maggior parte delle persone percepire che una volta c'erano due ossa separate.

Questo massaggio dei nervi cranici V e VII stimola i nervi alla pelle e ai muscoli del viso. Non cancella le rughe, ma rilassa i muscoli del viso, riduce alcune rughe e lascia il viso più tonico e più fresco. Non ci sono effetti collaterali negativi come tessuto cicatriziale residuo di un'operazione di lifting o accumuli tossici di Botox.

Ancora più importante, questo massaggio aiuta il viso ad essere più espressivo, comunicativo e reattivo, più socialmente impegnato. Il nostro viso dovrebbe essere ora più flessibile e in grado di esprimere diverse risposte emotive in varie situazioni. Le espressioni facciali sono una parte vitale della nostra comunicazione con altre persone.

Oltre ad esprimere le nostre emozioni, la flessibilità facciale è importante per l'impegno sociale. Quando il nostro viso è rilassato e guardiamo il viso di qualcun altro, il nostro viso fa automaticamente dei micromovimenti che rispecchiano l'espressione facciale dell'altro. Questi movimenti sono molto piccoli e cambiano molto rapidamente.

Questi cambiamenti di tensione nella nostra pelle e nei nostri muscoli facciali poi ritornano al cervello attraverso le vie afferenti dei nervi cranici V e VII, per darci informazioni subconsce immediate su ciò che gli altri sentono. Questo è un prerequisito per noi per avere empatia per un'altra persona.

Se i muscoli facciali sotto la pelle sono generalmente rilassati, una persona di solito ha un viso liscio, piacevole e quello che è visto come un viso bello. Sfortunatamente, molte persone rimangono bloccate nello stesso schema emotivo e facciale per anni. I loro muscoli facciali tirano sulla pelle, creando rughe o un doppio mento. Se la persona rimane nello stesso stato emotivo e non rilassa i muscoli facciali, queste rughe diventano più profonde con il tempo.

Oltre a questa tecnica, una leggera carezza della pelle del viso stimola la CN V e riduce la tensione in tutti i muscoli facciali.

Un lifting naturale di quattro minuti, parte 2

Fare una leggera pressione su LI20 migliora l'equilibrio e il tono dei muscoli facciali inferiori che circondano le labbra e il naso. Il punto di agopuntura B2 spesso viene massaggiato istintivamente dalle persone stanche. Il massaggio del viso in genere lenisce la pelle.

Il muscolo orbicularis oculi, un muscolo snello e piatto che circonda l'apertura dell'occhio, è anche un punto di innesco. Gli occhi sono a volte soprannominati lo specchio dell'anima. Il muscolo può essere eccessivamente contratto, causando la chiusura dell'occhio o sottotono, causando l'apertura dell'occhio.

Questo punto di agopuntura si trova sull'osso lacrimale, un piccolo osso del viso. Gli occhi potrebbero essere asciutti a volte. Potrebbe anche verificarsi uno spiacevole flusso di lacrime.

Bilanciando il flusso di umidità agli occhi e mantenendo il contatto sull'osso lacrimale, li lascerai luminosi.

1. Trova la regione sensibile vicino all'angolo interno della fronte.

2. Per prima cosa, spazzola delicatamente la pelle con le dita.

3. Tenere le dita delicatamente sulla pelle nel punto B2 (sopra) fino a quando non si verifica un rilascio sotto forma di un sospiro o di una deglutizione.

4. Quindi, spingere delicatamente nei muscoli del viso. È qui che il muscolo piatto e circolare orbicularis oculi si unisce alle ossa facciali. Fai un piccolo cerchio con il dito, muovendo delicatamente la pelle e cercando resistenza.

5. Vai più in profondità fino a sentire la superficie ossea.

6. Tenere il contatto osseo e attendere un rilascio.

Se il muscolo orbicularis oculi è eccessivamente stretto, socchiudere gli occhi. Se l'occhio fosse eccessivamente aperto, questo approccio dovrebbe aiutare a chiuderlo.

Il massaggio tailandese classico ha due aspetti di bellezza.

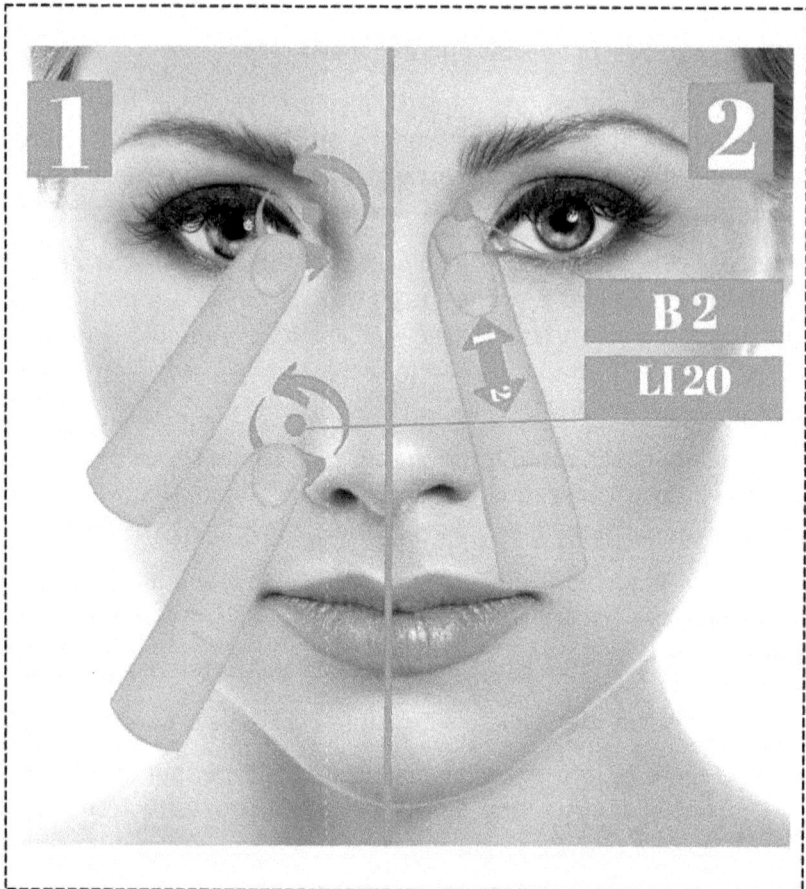

Un lifting naturale

1.Massaggiare dolcemente la pelle nel sito agopuntura LI 20 con un tocco delicato in alto e in basso

2.Fai scorrere la pelle su e giù con il dito per trovare la massima resistenza. Forzare delicatamente la resistenza che offre la pelle.

3.Massaggia il punto LI 20 e lascia che il dito scorra a toccare B2

4.Attendi che avvenga un rilascio. Ora esegui dall'altro lato.

Completa il ciclo con l'alimentazione

Esiste una condizione clinica di recente scoperta che rimane ad oggi, semi sconosciuta alla comunità medico scientifica. Questa condizione chiamata **infiammazione sistemica di basso grado**, favorisce l'emergere di importanti disturbi cronici, nonché la vecchiaia prematura.

Il mio scopo è quello di portare a conoscenza di questa condizione pre-patologica, per sensibilizzare il lettore. L'alimentazione e lo stile di vita corretto, sono argomenti essenziali per evitare le gravi malattie croniche e vivere una vita socialmente impegnata.

Nonostante gli incredibili trionfi della chirurgia robotica, della genomica, della bioingegneria medica applicata ai materiali, ai prodotti farmaceutici, ai tessuti bioartificiali o ibridi, e così via, questa condizione clinica non è stata precedentemente studiata con l'attenzione che merita.

Siamo arrivati alla risoluzione del "caso" dopo una prolungata ricerca di indizi e segnali, al fine di stabilire teorie e indagare la scena del crimine nei minimi dettagli, come nei più bei "misteri".

Panoramica completa della condizione

Come accennato in precedenza, l'infiammazione sistemica di basso grado, svolge un ruolo fondamentale nello sviluppo di una vasta gamma di disturbi come:

Diabete, malattie cardiovascolari, vari tumori maligni e disturbi degenerativi hanno tutti questo comune denominatore.

È un disturbo clinico subdolo che può passare inosservato per anni, con gravi implicazioni.

Patologie così gravi possono essere precedute, da una serie di disturbi funzionali, che vengono considerati insignificanti, e spesso sono stati ignorati dalla medicina perché non potevano essere rilevati da esami di routine (Rx, esami ematologici ...).

Antropogenesi

La causa di questa condizione infiammatoria può essere trovata lontano nel tempo, nella "civilizzazione" dell'uomo e nei cambiamenti nel suo ambiente fisico e sociale, in particolare nella crescente domanda di ottenere pasti raffinati ed elaborati. Questa crescente domanda di cibi è legata sia all'aumento del fabbisogno umano, per sostenere l'aumento della capacità cerebrale, sia all'incremento della popolazione globale. Questi fattori hanno reso necessaria la produzione di cibo di massa e di scarsa qualità.

Infatti, da un punto di vista antropologico, l'uomo moderno (Homo Sapiens Sapiens) ha un genoma quasi identico a quello dei nostri antenati di 1,5 milioni di anni fa (Homo Erectus, migrati dall'Africa orientale all'Asia), nonostante le attuali condizioni di vita e nutrizionali siano radicalmente cambiate.

Le origini dell'ISC possono essere trovate proprio qui. È la sfida di adattare il nostro sistema immunitario ai vari stili di vita delle nazioni sviluppate.

Cause di insolvenza specifiche dell'ISC

I fattori pro-infiammatori sono quindi prevalentemente alimentari, ma influenzano anche lo stile di vita generale. Dobbiamo ricordare i seguenti fondamenti:

1. Assunzione eccessiva di grassi saturi animali e vegetali (carne, latte, burro, strutto, olio di palma, di cocco, zuccheri semplici, ecc.)

2. Acidi grassi trans derivati da fonti industriali presenti in merendine confezionate e alcuni salumi.

3. Basso consumo di acidi grassi polinsaturi a catena lunga omega-3, contenuti nel pesce, soprattutto nel pesce azzurro e salmone

4. Le fibre vegetali scarseggiano. Contenuti in alimenti (come legumi, e farine integrali)

5. Insufficiente consumo di frutta e verdura fresca, spesso da consumare cruda

6. Consumo eccessivo di carboidrati ad alto indice glicemico, come prodotti da forno. (cornetti, ciambelle, ecc.)

7. Variazioni della distribuzione alimentare durante il giorno (non rispettando i fisiologici cicli circadiani metabolico-ormonali)

8. Angoscia cronica (psico-emotiva, ma non solo)

9. Esercizio fisico insufficiente, con mancanza di aria fresca e attività all'aperto

10. Privazione del sonno o sonno di scarsa qualità, Inquinamento ambientale e fumo di sigaretta

Cause Generali (gruppi di stress cronico)

In sintesi, l'ISC può essere innescata da vari stress cronici, quali quelli di tipo:

1. **Dieta** scorretta, malattie croniche e farmaci sono tutti esempi di problemi metabolici.

2. **Fisiologia** sedentaria e sarcopenica (massa muscolare inferiore), sovraccarico sportivo, lavoro faticoso, meno ore di sonno e aumento dell'età

3. **Emotivo**: traumi e incidenti, dolore, abuso fisico o psicologico, livello socioeconomico inferiore, divergenze tra ideali comuni individuali e sociali, variabili ereditarie o acquisite durante il periodo prenatale.

Antropologia aggiuntiva

Tornando ai reperti antropologici, possiamo osservare come si è evoluta la crescita del cranio dell'uomo (e quindi del suo volume cerebrale), che va dall'australopiteco Afarensis, con un volume cerebrale di 400 cm3, all'Homo Sapiens Sapiens, con un volume cerebrale di 1450 cm3.

Le conseguenze di ciò si sono riflesse nel bilancio energetico e nel metabolismo dell'uomo: il cervello dello scimpanzé consuma il 10% del suo metabolismo basale (a riposo) contro il 25% dell'uomo moderno. In condizioni di stress psichico, ancora una volta, può esserci un ulteriore importante dispendio energetico, anche del 50%.

Risultati specificati (patogenesi)

In situazioni di stress cronico (di qualsiasi tipo), la massa muscolare sarà ridotta, che è già comunemente impoverita dallo stile di vita sedentario. Lo stress continua a coinvolgere l'asse ormonale ipotalamo-ipofisi-surrene, con conseguente aumento dell'ormone cortisolo e riduzione del catabolismo muscolare, nonché attivazione del sistema nervoso simpatico.

In sintesi, puoi avere:

1. Aumento dei livelli di cortisolo e dell'enzima di conversione dell'angiotensina (ipertensione arteriosa)

2. livelli più elevati di adrenalina e noradrenalina (sistema nervoso simpatico sovra stimolato)

3. Iperinsulinemia o insulino-resistenza e diabete

4. Aumento del tessuto adiposo (in particolare del tessuto adiposo addominale) a causa sia di una cattiva alimentazione che di metodi metabolici indiretti.

5. Ipertrofia-iperplasia delle cellule adipose con attivazione dei macrofagi (cellule del sistema immunitario) e sintesi di proteine pro-infiammatorie critiche (IL2, IL6, TNFalfa).

6. Sovrappeso e obesità, iperglicemia, ipertensione arteriosa e dislipidemia (aumento degli acidi grassi liberi o FFA) aumentano il rischio cardiovascolare, tra cui infarto miocardico, ictus, ischemia cerebrale cronica e altri.

7. Gli ormoni tiroidei sono elevati.

8. diminuzione dei livelli di anticorpi

9. Testosterone ridotto, ormone della crescita (GH) ridotto, predisposizione all'acidosi metabolica: con consumo a livello delle ossa, di fosfati, calcio, magnesio (osteoporosi), emo-albumina, renale e respiratorio.

10. Variazioni nella composizione corporea (ad esempio, una diminuzione dell'acqua corporea totale, una diminuzione di calcio, magnesio, potassio, un aumento di sodio, ecc.), Aumento o perdita di peso (a seconda delle alterazioni presenti)

11. crescita aberrante della flora batterica nelle cavità orale/gengivale e intestinale, con conseguenti implicazioni.

Malattie organiche causate dall'ISC

Il proseguimento di questo stato di scompenso metabolico-ormonale, oltre a causare i sintomi non specifici sopra indicati, può provocare una vera malattia organica anche dopo anni:

1. Disturbi infiammatori cronici come l'artrite reumatoide, la Poli mialgia reumatica, la fibromialgia, la sindrome da affaticamento cronica, l'artrite psoriasica indebolimento delle difese immunitarie (malattie autoimmuni) come dermatite atopica, psoriasi, congiuntivite allergica. Anche se molte di queste sono patologie autoimmuni, innescate dal sistema immunitario, hanno correlazione con lo squilibrio del microbiota intestinale.

2. Malattie cancerose (in particolare seno, prostata, colon-retto)

3. Obesità nell'addome, diabete, ipertensione arteriosa e ipercolesterolemia

4. Malattie cardiovascolari, infarto miocardico e ictus

5. Patologie delle vie respiratorie causate da osteoporosi (rinite allergica, forme asmatiche)

6. Invecchiamento precoce dovuto alla sindrome dell'ovaio policistico

Diagnosi ISC

Si ottiene raccogliendo meticolosamente la storia clinica del paziente (anamnesi), il tipo di nutrizione, l'esistenza di stress cronico (anche mediante esame strumentale PPG), la quantità e la qualità dell'attività fisica, la composizione corporea e il metabolismo tramite apparecchiature BIA (analisi bioimpedenziometria multicanale).

Prevenzione o riabilitazione ISC

L'ISC dovrebbe essere prevenuta già in giovane età.

Le alterazioni neurali iniziali e gli equilibri immuno-metabolici si verificano tra i 18 e i 20 anni. Un giusto stile di vita, analizzato ed eseguito in relazione alle proprie caratteristiche e abitudini chiave, è già un comportamento sensato.

Anche gli adulti tra i 30 e i 40 anni, così come quelli di mezza età o oltre, possono beneficiare immensamente di uno stile di vita antinfiammatorio. In queste circostanze, è una vera terapia piuttosto che una misura preventiva.

Le seguenti terapie sono utilizzate per prevenire o riabilitare le persone con infiammazione sistemica cronica:

1. Modifica dietetica, prevedendo cibi meno raffinati, riducendo il consumo di zuccheri semplici. Predilezione di consumo di frutta e verdura, pesce azzurro e farine integrali.

2. Aumento della massa muscolare e della capacità anaerobica tramite esercizio fisico.

3. Diminuzione dello stress psico-emotivo e riequilibrio del sistema nervoso simpatico / parasimpatico tramite le tecniche illustrate nel libro.

4. Risoluzione del dolore locale, che è spesso una manifestazione della stessa infiammazione sistemica cronica, tramite il ripristino del nervo vago.

La teoria polivagale, insieme a tutte queste attività e strategie di auto-aiuto, sono state progettate per essere semplici ed aiutare le persone nella transizione da uno stato dorsale a uno stato ventrale. Questo metodo se applicato, ha il potenziale per migliorare sostanzialmente la nostra salute fisica e mentale degli individui.

COVID 19 E NERVO VAGO, UN PREZIOSO ALLEATO.

Più del 37,7% dei pazienti infetti da Coronavirus mostra sintomi vagali e neurologici; **disorientamento, vertigini, mal di testa, perdita dell'olfatto e del gusto anche dopo il recupero, come dimostrato dall'emergere della pandemia da CoViD-19.** Problemi ancora più gravi, come l'afasia e la perdita della vista, possono verificarsi in alcune persone (Fonte Istituto Auxologico Italiano 2021).

Oltre a problemi neurologici, è stato rivelato che gli individui con CoViD-19 soffrono di disturbi psicosociali. Quest'ultimo tratto può manifestarsi in qualsiasi fase della malattia.

Insonnia (42%), ansia (36%), problemi di memoria (34,1%), depressione (32,6%) e stato confusionale (27,9%) questi dati sono emersi durante la fase acuta della malattia. D'altra parte, durante la remissione, sono stati osservati problemi di sonno, per lo più insonnia, così come la presenza di ricordi traumatici (30,4%), compromissione della memoria (18,9%), irritabilità (12,8%), ansia (12,3%) e malinconia (10,5%). (Rogers JP et al. 2020).

Alcuni sintomi neurologici sono molto meno gravi ma sembrano essere molto più difficili da diagnosticare. Un sintomo in particolare che sta avendo sempre più attenzione in campo medico è quello che viene definito "nebbia del cervello", una sorta di annebbiamento che rende difficile fare operazioni complesse come calcoli mentali, o imparare delle formule. (Stephanie Sutherland 2020).

Il virus SARS CoV 2 è stato precedentemente trovato in aree polmonari e aree bulbo pontine cerebrali, o porzione inferiore del tronco encefalico.

Il virus potrebbe danneggiare il cervello in diversi modi, i più gravi dei quali sono l'infezione diretta delle cellule neurali da SARS-CoV-2 e una grave infiammazione sistemica, che trasporta sostanze chimiche pro-infiammatorie al cervello e quindi uccide le cellule nervose.

SARS-CoV-2 penetra nelle cellule attraverso il principale recettore di attaccamento della "proteina spike", ACE2. La proteina ACE2 è stata trovata in tutto il sistema vascolare ma non nel rivestimento dell'arteria cerebrale. Tuttavia, il sequenziamento dell'RNA ha mostrato tracce della sua presenza nel cervello umano. (Marshall M. 2020).

Recentemente, uno studio italiano pubblicato sul Journal of Neurology ha verificato la presenza di Sars-CoV-2 nel nervo vago, fornendo informazioni su come il polmone e il cervello interagiscono (Bulfamante G. 2021).

Durante il test, sono state eseguite due autopsie su quattro pazienti deceduti. Due infetti da COVID-19, e due pazienti negativi al Covid, L'immunoistochimica è stata utilizzata per valutare l'espressione della nucleoproteina SARS-CoV-2 e dell'antigene di attivazione gliale **Iba-1.**

Le autopsie indicavano che l'anatomia macroscopica del tronco cerebrale era normale. L'esame istopatologico del midollo allungato **dei pazienti Covid-19 ha dimostrato una maggiore lesione neuronale** e la presenza di corpi amilacei.

L'immunoistochimica ha inoltre riportato tracce di SARS-CoV-2 NP nei neuroni del tronco encefalico e nei nuclei gliali e nei nervi del cranio. I costituenti gliali hanno anche rivelato un esteso aumento dell'espressione di Iba-1. **Sars-Co-V2 è stato rilevato nelle fibre del nervo vago.**

Conclusioni

La presenza di SARS-CoV-2 nel tronco cerebrale e il danno del midollo spinale nell'area dei centri respiratori suggeriscono che l'insufficienza respiratoria associata a COVID-19 è anche neurogena. Sars-Co-V2 è stato trovato nel nervo vago, suggerendo che è entrato nel tronco cerebrale dal polmone.

Davide Chiumello, medico presso l'ospedale San Paolo di Milano, afferma; che "Fin dai primi gravi casi di Covid-19, si sono visti cambiamenti respiratori che non erano semplicemente correlati alla polmonite", I medici hanno riscontrato che i pazienti hanno avuto delle brevi pause durante la respirazione, seguite da respiri ripetuti. **La**

ricerca inoltre documenta la presenza del virus nel nervo vago e prova un nuovo modo di diffusione del virus lungo le fibre nervose che connettono il cervello con il polmone.

Alla luce di questi risultati, Avendo avuto a che fare con molte persone affette da Covid, ho potuto notare che, i soggetti che avevano un nervo vago "ben allenato", non hanno riportato, o l'hanno fatto solo in minima parte I sintomi descritti nella ricerca. Inoltre, alcuni soggetti che hanno effettuato gli esercizi riportati in questo libro, riferiscono dei miglioramenti, per quanto riguarda la condizione vagale.

Ecco perché mi sento di consigliare vivamente di prendersi cura del nervo vagale usando gli esercizi descritti in questo libro. Consiglio, inoltre, di abbinare una dieta antinfiammatoria, in considerazione del fatto che Il virus provoca infiammazione.

Suggerisci più possibile questo libro ai tuoi cari. E fai tesoro di quanto riportato. Non possiamo prevenire il contagio da Covid, ma Possiamo affermare con certezza, che un corpo sano risponderà meglio di un corpo malato.

Grazie per aver letto questo Libro! ti sarei grata se volessi condividere la tua esperienza con gli altri lettori <u>pubblicando una breve recensione</u>. Spero di poter leggere presto il tuo commento. Ti saluto cordialmente!!

<u>CLICCA</u>

Michelle J. Necci

Grazie per aver scelto questo Libro! **Per dimostrarti la mia gratitudine, Ti voglio REGALARE QUESTO UTILISSIMO LIBRO** Grazie!! Clicca

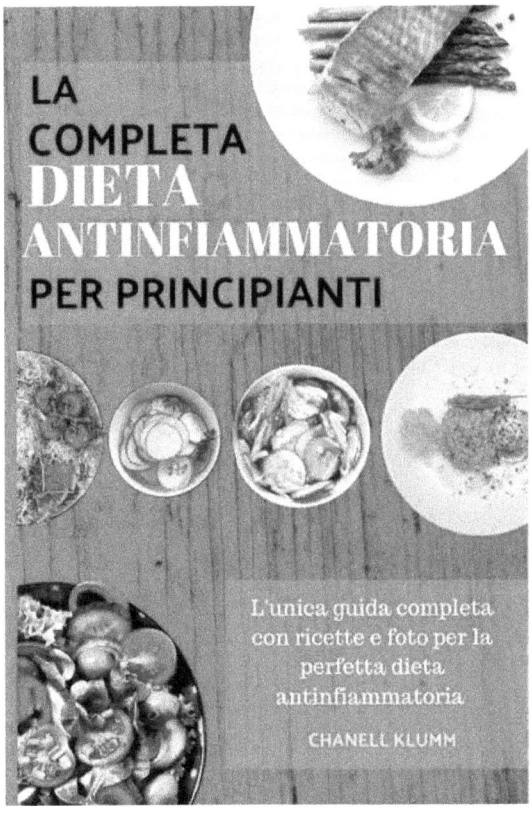

Milton Keynes UK
Ingram Content Group UK Ltd.
UKHW020707050923
428087UK00018B/1550